Helen Priscilla Stutz | Daniela Huber

Atem und Resilienz

Sechs Quellen der Kraft
Wie sie auf unser Verhalten wirken

Widmung

Ich widme dieses Buch den Kindern.
Und dem Kind in dir.
Mögen wir als Erwachsene sicheren, geborgenen Raum schaffen,
in dem sich unsere Kinder in ihrer Einzigartigkeit entfalten.

Helen Priscilla Stutz | Daniela Huber

Atem und Resilienz

Sechs Quellen der Kraft
Wie sie auf unser Verhalten wirken

vml verlag modernes lernen

Unser Buchprogramm im Internet
www.verlag-modernes-lernen.de

Externe Links
Der Verlag weist ausdrücklich darauf hin, dass eventuell im Text enthaltene externe Links vom Verlag nur bis zum Zeitpunkt der Buchveröffentlichung eingesehen werden konnten. Auf spätere Veränderungen hat der Verlag keinerlei Einfluss. Eine Haftung des Verlages ist daher ausgeschlossen.

Folgen Sie uns auf 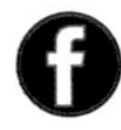 

Online-Material zu diesem Buch

So einfach geht's
- Materialseite **verlag-modernes-lernen.de/buecher/online-material** aufrufen
- Buchcode eingeben und Download starten

Ihr Buchcode: 7Pp9OcdF

Gesamtherstellung in Deutschland: Löer Druck GmbH, Dortmund

Cover und Illustrationen Buch: Melanie Unold, Zürich
Illustrationen Download-Material: Nija Sonja Böckler, Zürich und Anka Hilbert, Erfurt

Bestell-Nr. 4373 ISBN 978-3-8080-0938-3

Ich bin damit einverstanden, dass Sie mir zukünftig – bis auf Widerruf – Ihre Buchkataloge zusenden:

Name

Vorname

Beruf

Straße

PLZ/Ort

Datum　　　　Unterschrift

Bitte informieren Sie mich regelmäßig über Ihr Buchprogramm auch per E-Mail an:

(Ich kann diese Verfügung jederzeit schriftlich widerrufen: info@verlag-modernes-lernen.de)

Porto zahlt Empfänger

Antwort / Postkarte

verlag modernes lernen
Borgmann GmbH & Co. KG

Schleefstraße 14

44287 Dortmund

Sehr geehrte Leserin, sehr geehrter Leser,
uns interessieren Ihre ganz persönliche Meinung sowie Ihre Interessengebiete. Beides ist für die zukünftige Arbeit unseres Verlages sehr wertvoll. Vorteil für Sie: Über entsprechende Neuerscheinungen werden Sie regelmäßig informiert. Sie erhalten unsere Bücher im Buchhandel oder direkt beim Verlag.

Diese Karte lag im Buch (bitte eintragen!):
Verlags-Bestell-Nr. ____________

Aufmerksam wurde ich auf das Buch durch:

- ○ Verlagsprospekt
- ○ Empfehlung meines Buchhändlers
- ○ Empfehlung eines/r Bekannten
- ○ Anzeige in einer Zeitschrift
- ○ Fortbildung beim Autor
- ○ Namen des Autors
- ○ Pressebesprechung
- ○ Internetrecherche allgemein
- ○ Homepage des Verlages
- ○ Geschenk

Mein Urteil:

Ich arbeite im Fachbereich: ______________________________
Unter allen Einsendern verlosen wir kleine Aufmerksamkeiten. Ihre Rezension wird ggf. **vollkommen anonym** zu Werbezwecken verwendet.

Bitte informieren Sie mich über folgende Sachgebiete:

- ○ Entwicklungsförderung in Theorie und Praxis
- ○ Diagnostik / Frühförderung
- ○ Kita
- ○ Grundschule
- ○ Sonderpädagogik / Sozialpädagogik / Heilpädagogik
- ○ Ergotherapie / Neurologie
- ○ Sprachheilpädagogik / Sprachtherapie / Logopädie
- ○ Praktische Psychologie / Trainingsprogramme
- ○ Psychotherapie und Beratung
- ○ ____________________
- ○ ____________________

Bitte den Absender auf der Rückseite nicht vergessen!

L 9206 12_20

Inhalt

Vorwort

Seit 40 Jahren bin ich im Gesundheitswesen tätig. Seit 40 Jahren suche ich nach Lösungen, die sich nachhaltig auf die Gesundheit auswirken. Bald schon wurde mir klar, dass es sich dabei immer auch um die psychische Gesundheit handelt, um das Seelenwohl der Menschen. Und so entwickelte sich im Verlauf der letzten zwanzig Jahren in meiner Praxis für Psychodynamische Körper- und Atemtherapie eine Methode, die es ermöglicht, psychische Widerstandskraft zu erlernen und zu trainieren – mit dem Ziel, gesund und mit Freude das Leben nicht nur zu meistern, sondern auch zu genießen. Das gelingt deutlich leichter, wenn wir den Herausforderungen des Lebens etwas entgegenzusetzen haben, nämlich unsere Fähigkeiten und Kompetenzen. Und genau darum geht es in diesem Buch. Es bietet die Möglichkeit, die eigenen Fähigkeiten zu erkennen, um daraus Kompetenzen zu entwickeln. Es zeigt den Zusammenhang mit unserem Atem und damit unserer Gesundheit auf.

Ich richte dieses Buch an Erwachsene. Daniela Huber hat die Methode für Kinder übersetzt (s. Download). Sie hat für die Grundverhaltensformen Symbole gefunden. Diese habe ich in eine Geschichte verpackt. Anhand der Geschichte wird auch den Kindern schnell klar, was unser persönliches, inneres Super-Team so alles kann.

Die Umsetzung der Methode, eingefügt in den Lehrplan des Schulalltags, hat Frau Huber wunderschön beschrieben. Sie finden alle Übungen und Überlegungen dazu unter dem auf Seite 4 angegebenen Downloadlink.

Nun wünsche ich Ihnen viel Freude beim Entdecken von Altbekanntem, nämlich Ihren inneren Fähigkeiten, Ihrem Inneren Superteam.

Zürich, im Mai 2023
Helen Priscilla Stutz

PS: Bei der Beschreibung der Experimente und Übungen erlaube ich mir, Sie zu duzen 😊.

1. Der Nutzen

Wer die Funktionsweise eines Automotors kennt, hat es leichter, Störungen zu erkennen und diese zu beheben. So kann zum Beispiel ein auffälliges Geräusch zugeordnet werden, eine Überprüfung erfolgt und die erforderliche Veränderung wird vorgenommen, so dass der Motor wieder einwandfrei läuft.

Sehr ähnlich zeigt es sich auch beim menschlichen Verhalten. Dieses Buch soll aufzeigen, dass es sich bei unangepasstem Verhalten um das Sichtbarwerden einer inneren Dysbalance handelt, die behoben werden kann. Dazu ist es nötig, sich ein Grundverständnis zu den sechs ursprünglich im Menschen angelegten Verhaltensformen anzueignen. Es gibt eine Logik dabei, wie diese Verhaltensformen aufeinander wirken. Es ist ein Zusammenspiel von Bedürfnissen und Aktion, vertreten durch Anteile unseres Selbst. Ich stelle hier sechs der ursprünglichsten Selbstanteile vor und zeige auf, wie sie sich in einer Dysbalance zeigen. Das ermöglicht uns zu erkennen, welcher Teil durch unangepasstes Verhalten auf sich aufmerksam macht und was es braucht, um in ein natürliches, angepasstes, freudvolles Verhalten zurückzufinden.

Je reibungsloser das Zusammenspiel der Selbstanteile funktioniert, desto freier fließt unser Atem. Damit ist die Grundbedingung für Gesundheit, Lebensfreude und angenehmes Miteinander geschaffen.

2. Freude am Leben heißt Freude am Atmen

Was bedeutet denn Freude am Leben? Nach meinem Verständnis gibt es verschiedene Arten von Lebensfreude:

Es gibt die existenziellen Freuden: etwas zu besitzen, einen sicheren Platz zu haben, leckeres Essen zu genießen, gesund zu schlafen.

Es gibt die Freuden am Miteinander: mit Freunden zu sein, zu lachen, zu reden und sich verstanden zu fühlen. In Familien oder mit Menschen etwas zu unternehmen und sich verbunden zu fühlen. In einer Gemeinschaft zu sein mit dem tiefen inneren Wissen, dazuzugehören.

Es gibt die Freuden an der Herausforderung: einen Berg erklommen zu haben, eine Krankheit überwunden zu haben, eine Leistung vollbracht zu haben.

Und es gibt die geistigen Freuden: Etwas zu verstehen, sich etwas bewusst zu werden, im Hier und Jetzt zu sein, im Nichts und im Alles.

Die Liste ließe sich noch lange fortführen und ist äußerst individuell. Was aber allen Freuden gemeinsam ist, das ist ein freier Atem. Je nachdem, um welche Art der Freude es sich handelt, fließt der Atem tief und weich oder freudig, schnell, er bedient die tiefen Regionen, die Mitte oder die Seite des Körpers. Immer aber anstrengungslos und frei. Immer als Ganzes, lebendig, freudvoll.

Ich werde in diesem Buch aufzeigen, dass es sich bei all diesen Freuden um Freuden aus dem archaischen Ressourcen-Pool handelt. Der Wunsch nach freiem Atem ist also ein Wunsch, Zugang zu unseren ursprünglichen Ressourcen zu haben. Ziel meiner Arbeit als Atem & Resilienz Trainerin ist es, diesen Zugang zu eröffnen. Dazu beschreibe ich den archaischen Ressourcen-Pool, damit Sie sich seiner bewusstwerden können. Ich biete

Atemübungen an, um die entsprechenden Speicherorte am Körper zu aktivieren. Und ich rege zu Spielen und Wahrnehmungsübungen an, um sich seiner eigenen Fähigkeiten bewusst zu werden.

3. Den Atem verstehen

Atem ist **Lebenskraft**. ES atmet uns vom ersten bis zum letzten Atemzug. Mit der Atmung versorgen wir all unsere Zellen, unsere Organe und unser Gehirn mit Sauerstoff. Täglich 24 Stunden lang.

Atem ist **Variabilität**. Unser Atem reagiert flexibel auf veränderte Lebenssituationen: der Atem geht schneller, wenn wir rennen oder wenn wir Angst empfinden und er wird ruhig, wenn wir schlafen. Unser Atem reagiert direkt auf unsere Befindlichkeit und gibt somit Auskunft, ist Indikator unserer Befindlichkeit. Atem und Psyche sind ein untrennbares Paar. Befinden wir uns wohl, ob ruhig, allein, in Gesellschaft, körperlich aktiv oder ruhend, unser gesunder Atem bewegt sich immer situationsangepasst, variabel.

Atem ist **Geist**. Unser Atem öffnet die heiligen Räume. Der Atem verbindet unser Bewusstsein mit unserem Unbewussten. Der Atem verbindet Sichtbares mit Unsichtbarem, Stoffliches mit Ätherischem.

Atem ist **Fluss**. Es atmet ein und aus, ein und aus, ein und aus. Egal, ob wir wachen oder schlafen, ob wir uns auf die Atmung konzentrieren oder nicht: wir können uns darauf verlassen.

Atem ist **Seele**. Nach Auffassung der alten Griechen handelt es sich beim Zwerchfell, unserem Haupt-Atemmuskel, um den Sitz der Seele. Das Atemverhalten spiegelt also direkt unser Wesens-Verhalten. Über den Atem gehen wir in Verbindung mit der Außenwelt. Auf diese Außenwelt reagiert der Atem unmittelbar, wir reagieren auf Berührung, auf Geruch, ja, auf alle unsere Sinne. Der Atem verleiht uns Stimme und bringt unser Eigenes zum Ausdruck.

Atem ist **Entwicklung**. Wir atmen ein, wir atmen aus und wir ruhen in der Atempause. Es ist der Moment des Seins, ohne etwas zu tun. Und doch ist es der kreativste Moment der Atmung, es wird neuer Atem geschöpft. In der Ruhe des Seins wird das Neue geschaffen.

4. Die anatomische Grundlage

4.1 Das Zwerchfell – unser Haupt-Atemmuskel

Das Zwerchfell liegt als großer, kapuzenförmiger Muskel quer in der Leibesmitte. Er ist festgemacht an der Innenseite der Brustwirbelsäule und Teilen der Lendenwirbelsäule. Über die Innenseite der Rippen wird er nach vorne ans Brustbein geführt.

Bewegt sich dieser große Muskel Richtung Becken, so öffnet das den Brustraum und die Luft wird in die Lunge gesogen. Bewegt sich das Zwerchfell wieder zurück Richtung Schultern so wird die Lunge zusammengepresst und die Luft muss entweichen. So geschieht Atmung.
Das Zwerchfell, in der Mitte des Rumpfes liegend, hat zum Becken hin eine anatomische Verbindung zum größten Hüftmuskel, dem Iliopsoas. Zur Schulterregion hin besteht eine Verbindung zum Herzbeutel. Die Bewegung des Zwerchfells beeinflusst durch diese Verbindungen weitreichend unsere Gesundheit.

Über den Bewegungsumfang des Zwerchfells entscheiden drei wichtige Steuerungsorgane im Gehirn. Diese werden beeinflusst von unseren Sinneseindrücken, d.h. unserer Wahrnehmung, von unserem Spannungszustand, sowie vom Sauerstoffgehalts des Gehirns. Diese Steuerung geschieht unwillkürlich, ohne unser Zutun. Wir können aber auch willentlich die Atmung beeinflussen und damit auf die Steuerung Einfluss nehmen.

4.2 Die umfangreiche Bedeutung der freien Schwingungskapazität des Zwerchfells

Schwingt das Zwerchfell frei,

- werden unser Gehirn und unsere Zellen mit genügend Sauerstoff versorgt,
- werden die unter dem Zwerchfell liegenden Bauchorgane massiert,
- funktioniert die Verdauung optimal,
- haben die durch das Zwerchfell tretenden Lymph- und Blutgefäße genügend Platz,
- bleibt der Blutdruck variabel,
- ist die ebenfalls durch das Zwerchfell durchtretende Speiseröhre offen und der Mageninhalt kennt seine Richtung 😊.
- Auch eine Reihe Nerven ziehen durch die Öffnung des Zwerchfells.
- Der mit dem Zwerchfell verbundene Hüftmuskel schwingt ebenfalls mit und die Hüftgelenke haben genügend Platz für ihre Bewegung.
- Der mit dem Zwerchfell verbundene Herzbeutel geht in der Bewegung mit und die Herzratenvariabilität ist hoch.
- Die Zwischenrippenmuskulatur ist in Bewegung und somit elastisch.
- Der mit dem Zwerchfell mitschwingende Beckenboden federt elastisch.
- Über die Atemkraft haben wir Zugang zu den sechs Atemräumen am Rumpf und somit zu den sechs Quellen der Kraft.

Fazit: Wir sind gesund und den Anforderungen des Lebens gewachsen. Wir tun also gut daran, unser Zwerchfell frei und elastisch zu halten und für freien Atem zu sorgen. Wie das gehen kann, soll dieses Buch aufzeigen.

5. Ein Experiment für dich

Mein Konzept der Bildung besteht aus zwei Teilen. Zum einen vermittle ich atemtherapeutisches Wissen – Wissen, das kognitiv verstanden werden kann. Dem kognitiven Wissen ergänzend stelle ich das phänomenologische Wissen gegenüber. Dieses Wissen entsteht über die Erfahrung, die du in den angebotenen Experimenten machen kannst. Bei den Experimenten geht es um deine ganz persönliche, einzigartige Wahrnehmung. Trennen wir das Wort Wahrnehmung, so haben wir den Teil „wahr“ und den Teil „nehmen“. Es geht also bei der Wahrnehmung darum, etwas für „wahr“ zu „nehmen“. Es ist mir ein großes Anliegen, dass du für dich ganz persönlich entscheiden kannst, was du von dem angebotenen Wissen für „wahr“ „nehmen“ kannst, weil du es durch deine eigene Wahrnehmung überprüft hast. Deine persönliche Wahrnehmung vermittelt dir deine persönliche Erfahrung.

Das nun folgende Experiment bietet dir die Möglichkeit wahrzunehmen, wie dein Atem reagiert. Ein Experiment, bei dem du wahrnehmen kannst, dass Atem und Psyche untrennbar miteinander verbunden sind.

5.1 Der Ressourcentransfer

Der Ressourcentransfer wird in vielerlei Methoden angewendet, kennen gelernt habe ich ihn in der Ausbildung zur Lösungsorientierten Gesprächstherapie. Er ist leicht verständlich und funktioniert sehr einfach.

Praktisch sieht der Ressourcen-Transfer so aus:

1. Nimm dir fünfzehn Minuten Zeit und finde einen ruhigen Ort.
2. Erinnere dich an einen Moment in deinem Leben, in dem es dir so richtig wohl war. Das kann ein besonders schöner Sonnenuntergang am Strand sein. Das kann aber auch ein Sonntagmorgen sein,

du liegst im Bett, gut ausgeschlafen, kuschlig, fühlst dich wohl, vielleicht erreicht der Duft nach frischem Kaffee deine Nase ... Was oder wo spielt keine Rolle, wichtig ist dabei nur, dass du dich in der Erinnerung wohl gefühlt hast.

3. Mit dieser Erinnerung suchst du dir einen Platz im Raum, an dem du es dir bequem machst, um dich ganz dieser Erinnerung hinzugeben.
4. Du erinnerst dich mit allen Sinnen:
   - Visuell: Was siehst du? Welche Lichtverhältnisse nimmst du wahr? Welche Formen und welche Farben? Es geht dabei ausschließlich um die Wahrnehmung, die „Realität" spielt dabei keine Rolle.
   - Auditiv: Was hörst du an deinem Ort der Erinnerung? Die Stille? Musik? Die Wellen am Strand? ...
   - Olfaktorisch: Was riechst du in deiner Erinnerung? Salzwasser? Waldluft? Schnee? ...
   - Gustatorisch: Gibt es einen Geschmack in deinem Mund? Hast du gerade eine Eiscreme gegessen? Oder deinen Liebsten geküsst? ...
   - Körperlich: Wie befindet sich dein Körper in deiner Erinnerung? Liegt er? Steht er? Spürst du Wind auf deiner Haut? ...
   - Und – wie atmet es dich in deiner Erinnerung? Wo spürst du die Atembewegung in deinem Körper?
5. Nimm diese Erinnerung wahr und genieße sie. Dabei legst du den Daumen, den Ringfinger und den kleinen Finger der linken Hand aufeinander. Es handelt sich hierbei um einen sogenannten Körper-Anker. Das heißt, es wird auf neurobiologischer Ebene eine Schaltung von dieser Fingerstellung zu deiner Erinnerung gelegt. Du wirst diese Schaltung im Verlaufe des Experiments brauchen.
6. Nun löse deine Finger und löse dich auch langsam aus deiner Erinnerung. Bewege dich sanft. Markiere den Platz, an dem du dich erinnert hast mit einem Gegenstand. Es ist dies dein Ressourcen-Platz.

7. Wähle einen zweiten Platz im Raum und markiere diesen Platz mit einem kleinen Stück Papier.
8. An diesem neuen Platz im Raum erinnerst du dich an einen Moment in deinem Leben, an dem dir nicht so gut ging. Nimm nun bitte nicht gerade den schwersten Moment in deinem Leben. Es reicht, eine etwas schwierigere Herausforderung (die kann übrigens auch noch vor dir liegen), oder eine Situation, in der du dich vielleicht missverstanden gefühlt hast, oder etwas Ähnliches. Zeichne auf dem Stück Papier ein Symbol, das für dich erkennen lässt, worum es sich bei dieser Schwierigkeit handelt.
9. Erinnere dich auch hier mit allen Sinnen, allerdings in jedem der Sinne nur kurz. Du tauchst nur kurz ein, bis du merkst, wie dich dein Atem bewegt. Was macht dein Atem in dieser schwierigen Situation?
10. Dann löse dich von diesem Platz und dieser schwierigen Erinnerung und gehe nochmals zurück an deinen Ressourcen-Platz. Tauche hier nochmals so lange mit allen Sinnen ein, bis dein Atem wieder frei fließt. Dazu legst du den Finger-Anker, also den Daumen, den Ring- und den Kleinfinger der linken Hand aufeinander. Lass das Bild deiner schönen Erinnerung wieder in dir aufsteigen. Horch noch einmal. Rieche den Geruch deiner schönen Erinnerung. Nimm deinen Körper und deinen Atem wahr an dem Ort, an dem du dich so wohl gefühlt hast.
11. Nun hältst du den Finger-Anker und die schöne Erinnerung präsent, während du langsam auf den Platz zugehst, an dem du dich an die schwierige Situation erinnert hast. Der Platz ist markiert durch dein kleines Stück Papier mit dem Symbol.
12. Beobachte, was sich in deiner Wahrnehmung der schwierigen Situation ändert, wenn du an deine schöne Erinnerung gekoppelt bleibst:
    - Ändert sich das, was du siehst?
    - Ändert sich das, was du hörst?

- Ändert sich das, was du riechst?
- Ändert sich dein Geschmack im Mund?
- Ändert sich deine Körperhaltung?
- Ändert sich dein Atem?

In den allermeisten Fällen ändert sich das Atemverhalten. Der Atem wird in der schwierigen Situation wieder tiefer und freier. Dadurch hat der Atem wieder Zugang zu den natürlichen Fähigkeiten = Ressourcen in dir. Das heißt: es entsteht eine andere innere Haltung der Situation gegenüber und du bist wieder handlungs- und entscheidungsfähig. Nicht die Situation an sich ändert sich, es ist deine innere Haltung, dein Umgang mit der Situation, die sich ändern kann. Das kann sich dadurch zeigen, dass du weißt, was zu tun ist. Das kann sich aber auch in Gelassenheit zeigen oder darin, dass sich die Situation nicht mehr als wichtig erweist und losgelassen werden kann. Wenn wir uns handlungsfähig fühlen, dann können wir Entscheidungen treffen und fühlen uns so dem Leben nicht machtlos ausgeliefert. Wir sind in Verbindung mit unserer Kraft, unseren Ressourcen und wissen genau, welche der sechs ursprünglich in uns angelegten Fähigkeit nun zum Zug kommen darf.

Was hast du erlebt?

6. Der archaische Ressourcenpool – Sechs Teile deines Selbst

Die sechs ursprünglich in uns angelegten Fähigkeiten werden von Prof. Dr. med. Volkmar Glaser, Arzt, Atemtherapeut und Psychotoniker in seinem Buch „Eutonie“ (vgl. Glaser 1993) beschrieben. Er nennt sie die „kardinalen Verhaltensformen“. Diese Verhaltensformen sind als Fähigkeiten in archaischer Form angelegt und werden erst im Verlaufe der Entwicklung zu Kompetenzen herausgebildet. Das Wort archaisch, es heißt übersetzt ursprünglich und es birgt etwas Uriges, Unbewusstes, Geheimnisvolles. Es ist etwas sehr Kraftvolles, das wir, sobald wir es uns bewusst machen, nutzen und kultivieren können.

Ich beschreibe hier also einen archaischen Ressourcenpool, einen Pool mit sechs natürlichen Quellkräften. Wenn wir das Wort Ressource genauer betrachten, dann handelt es sich um die Vorsilbe Re, also zurück, und dem englischen Wort source = die Quelle. Es ist etwas, das von sich aus sprudelt, etwas, wofür nicht gepumpt werden muss, etwas, das immer fließt – genau wie unser Atem. Manchmal geschieht es jedoch, dass die Quelle durch Lebensumstände verschüttet wird. Das zeigt sich darin, dass der Atem nicht mehr frei und angepasst fließen kann. Und doch atmen wir weiter, so wie die Quelle weiter fließt, auch wenn sie verschüttet ist, sie ist dann einfach nicht mehr sichtbar. Da wir uns meist nicht bewusst sind, dass wir atmen, wäre es treffender zu sagen: und doch atmet es weiter. Der Atem dient also als Indikator dafür, ob wir zu allen unseren sechs Quellkräften freien Zugang haben.

Ich möchte an dieser Stelle eine klare Abgrenzung zur Therapie machen: Es gibt „verschüttete Quellen“, die sind mit Hilfe dieses Buches nicht zu befreien. Erlebt die Seele eine Erschütterung, ein Trauma oder eine über lange Zeit andauernde Überanstrengung oder Ungerechtigkeit, so kann es sein, dass der betroffene Seelen-Anteil in einen Zustand des Freeze geht. So nennt sich der Zustand der Erstarrung, ein Todstellreflex. Es braucht professionelle Traumalösende Therapie, um aus diesem Zustand sorgfältig zurückgebracht zu werden. Ist der Seelen-Anteil zurück ins Leben gebracht, greift das Modell von Atem & Resilienz, um ihm bei der Nach-Entwicklung zu helfen.

Wenn wir davon ausgehen, dass jede Quellkraft zu einem inneren Teil von uns gehört, dann bildet sich daraus das archaische Innere Team, das aus sechs Selbstanteilen besteht.

Im Folgenden beschreibe ich diese Fähigkeiten. Sie basieren auf der Lehre von Prof. Dr. med. Volkmar Glaser (1912 – 1997), dem Begründer der Psychotonik. Er sagt in seinem Buch „Eutonie“ (Glaser 1993, S. 96 / 97) dazu:

„Die hier geschilderten sechs Prinzipien beschreiben unserer Meinung nach sechs autonome Motivationen oder Bedürfnisse des Menschen, die als Antriebsstrukturen für artgerechtes Verhalten eingeboren sind und nicht erlernt zu werden brauchen.“

Die Energie für jede Verhaltensform fand Glaser abgespeichert in jeweils zwei Haupt-Meridianen, so nennen sich die Energieleitbahnen auf der Haut.

Die Entwicklung jeder einzelnen Fähigkeit wird gefördert durch einen Zustand, Glaser nennt es eine Zustandsform, ich nenne es Wunderkraft. Wunderkraft deshalb, weil die Energie für diesen Zustand in einem sogenannten Wundermeridian gespeichert wird. Wunderkraft und Fähigkeit, bzw. Verhaltensform und Zustandsform, fördern einander gegenseitig zur Erlangung der Kompetenz. Auf diese gegenseitige Förderung gehe ich weiter unten ein, wenn es darum geht, was zu tun ist, um die Kompetenzen zu stärken.

6.1 Das Grenzverhalten – mein Platz

Diese Theorie der sechs ursprünglichen Verhaltensformen soll so körperlich und so greifbar wie möglich erklärt werden. Anhand der Zellbiologie möchte ich die Analogien zu den Fähigkeiten herstellen. Ich möchte aufzeigen, dass alles in uns angelegt ist, und zwar in jeder einzelnen der vielen Billionen Zellen.

Beginnen wir mit der Zellwand. Jede Zelle ist durch eine Zellwand begrenzt. Die Zellwand hat die Aufgabe, das Zellinnere zu schützen. Sie entscheidet, was von der Zelle aufgenommen wird und was die Zelle wieder freigibt. Das tut sie, weil die Balance in ihrem Inneren für die Zelle lebensnotwendig ist. Die Zelle meldet, wenn diese Balance in Gefahr ist. So meldet sie zum Beispiel Durst, wenn zu wenig Flüssigkeit vorhanden ist, um die Zellwand in einer guten Spannung und elastisch zu halten. Ebenso meldet sie Hunger, wenn Zucker oder Mineralstoffe für den Betrieb fehlen. Sie meldet „satt“, wenn alles zur Genüge aufgefüllt ist und nun der Ruhe bedarf, um verarbeitet zu werden. Diese Meldungen beziehen sich nicht nur auf die Nahrungsaufnahme, sondern auf alle Lebensbereiche. Braucht es Bewegung? Sauerstoff? Belebung? Information? Ruhe? ...

Die Zelle kennt ihre Bedürfnisse und meldet sie an!

Eine Zellwand alleine ist noch keine lebensfähige Zelle. Es braucht das Zellinnere und den beständigen Austausch mit ihrer Umgebung und ihren Nachbarzellen.

6.1.1 Die daraus entwickelte Kompetenz

Aus dieser in jeder Zellwand angelegten Fähigkeit sich zu begrenzen, entwickeln wir die Kompetenz, unsere Zuständigkeit zu begrenzen. Wir kennen unsere Bedürfnisse und melden sie an. Wir spüren ein klares Ja oder ein klares Nein. Wir respektieren unsere Grenze ebenso wie die Grenze des Gegenübers. Wir wissen, an welchem Platz wir uns befinden und sind uns bewusst, dass dieser Platz stets verhandelt werden muss mit den Menschen in unserer Umgebung.

Die Entwicklung der Kompetenz hängt stark davon ab, was du während deiner frühkindlichen Entwicklung erlebt und vorgelebt bekommen haben. Ist dein Platz in der Familie sicher und geborgen, so hat die Entwicklung der Kompetenz gute Voraussetzungen. Hast du klare Grenzen aufgezeigt bekommen, in Liebe und in der Selbstverständlichkeit, dass es dich in deiner Einzigartigkeit geben darf, dann ist die Chance groß, dass du diese Selbstverständlichkeit weiter trägst in deinem Leben. So ein Menschenleben hält aber selten nur optimale Voraussetzungen bereit. Stolpersteine werden geliefert, so dass wir daran wachsen können. So hast du vielleicht in der Schule deinen Platz nicht in derselben Selbstverständlichkeit bekommen wie zu Hause und hast dabei gelernt, dass der eigene Platz immer verhandelt werden muss. Jede*r will einen Platz haben, wenn möglich den besten. Wir brauchen diese Kompetenz im Alltag ständig. Nicht nur in der Beziehung und in der Familie wird der Platz immer wieder neu definiert, auch in der Straßenbahn, im Kaufhaus, beim Parkplatz suchen, immer und immer wieder sind wir gefordert, klar aufzutreten und unseren Platz in der Gesellschaft einzunehmen.

6.1.2 Die darunter liegende Wunderkraft Geborgenheit

Geborgenheit und Sicherheit für das eigene Sein fördert und stärkt die Kompetenz, unsere Zuständigkeit begrenzen zu können. Dies wiederum ist eine Voraussetzung dafür, dass wir für uns selbst Sicherheit und Geborgenheit herstellen können. Die Wunderkraft und Kompetenz ergänzen sich also gegenseitig. Es braucht klare, spürbare Grenzen, damit wir uns sicher und geborgen fühlen. Das, was möglicherweise während der kindlichen Entwicklung nicht ausreichend vorhanden war, können wir uns heute selbst geben. Es lohnt sich, für sich selbst herauszufinden, was wir brauchen, um uns geborgen zu fühlen. Wenn wir dafür sorgen, dieses sichere Gefühl immer wieder für uns herzustellen, dann entsteht daraus ein tiefes Vertrauen in die eigene Kraft und Vitalität.

6.1.3 Ein Experiment für dich – die Schnur-Übung

Die Art und Weise, wie sich dein Atem verhält, ist deine ganz persönliche. Das Atemverhalten spiegelt daher das, wie du dich fühlst. Oder präziser, wie sich dein Wesen fühlt, dein eigentliches Ich. Das Atemverhalten spiegelt dein Wesensverhalten. Also kann der Atem als Indikator genutzt werden, um zu prüfen, wie es dir geht und was du brauchst. Manchmal stimmt das, was du tust, nicht mit dem überein, was dein Innerstes – dein Atem – möchte. Es liegt in deiner Entscheidung, die Atemreaktion ernstzunehmen und entsprechend zu entscheiden. Mir ist bewusst, dass das im Alltag nicht so leicht ist, wie ich es hier darstelle. Um gesund und lebensfroh zu bleiben, kommen wir jedoch nicht darum herum, uns immer öfter für den freien Atem zu entscheiden. Auch wenn das bedeutet, dass möglicherweise eine Veränderung im Leben in die Wege geleitet werden muss.

Folgendes Experiment macht es dir möglich, dein ganz persönliches Atemverhalten kennenzulernen, wenn es darum geht, die Zuständigkeit zu begrenzen.

- Nimm dir eine halbe Stunde Zeit, Ruhe und eine Rolle Schnur.
- Suche dir einen Platz im Raum. Schau dich um. Gefällt dir der Platz, den du gewählt hast?
- Nun lenke deine Aufmerksamkeit in die Wahrnehmung deines Körpers.
- Wie fühlst du dich?
- Wie spürst du deine Füße am Boden?
- Wie nimmst du deine Schultern wahr?
- Wo spürst du deinen Atem?
- Bewegt er dich im Bauch?
- Oder eher im Brustraum?

Es ist wichtig, ganz bei der Wahrnehmung zu bleiben und dabei nicht zu werten. Es gibt kein Richtig oder Falsch, es gibt ausschließlich deine Wahrnehmung.

- Nun lege mit der Schnur einen Raum um dich. Die Schnur macht sichtbar, wo du deine Grenze spürst. Alles, was sich innerhalb dieser Grenze befindet, obliegt deiner Zuständigkeit. Schau dir deinen von der Schnur begrenzten Raum an. Gefällt er dir?
- Lenke nun deine Aufmerksamkeit erneut in deinen Körper. Wie fühlst du dich, wenn deine Grenze so klar sichtbar ist? Verändert sich dadurch die Wahrnehmung deiner Füße? Verändert sich dein Atemgeschehen? Nimm einfach wahr, ohne zu werten.

Du hast jetzt die Möglichkeit, im geschützten Rahmen des Ortes, den du gewählt hast, deine Atemreaktion zu testen. Dein Atem gibt dir Auskunft darüber, ob es dir so richtig wohl ist, oder nur ein bisschen wohl, oder gar nicht.

- Überschreite deine Grenze langsam, während du die volle Aufmerksamkeit auf deinen Körper und deinen Atem richtest.
- Wie reagiert dein Atem, wenn du über deine Grenzen gehst?
- Kennst du dieses Gefühl aus deinem Alltag?
- Wie reagiert dein Atem, wenn du wieder zurück in deinen Raum, in die Grenzen deiner Zuständigkeit gehst?
- Mach dir bewusst, an welchen Stellen in deinem Alltag du über deine Grenzen gehst.
- Stelle es dir vor, oder bitte einen lieben Menschen, deine Grenze von außen her zu überschreiten und deinen Raum zu betreten. Wie reagieren dein Atem und dein Körper auf dieses Geschehen? Kannst du wahrnehmen, ob dein Atem bei beiden Grenzüberschreitungen gleich reagiert? Signalisiert dir dein Atem in einer anderen Form, ob du über deine Grenzen gehst oder ob jemand von außen deinen Grenzraum überschreitet? Kennst du diese Wahrnehmung aus deinem Alltag?

- Mach dir bewusst, aus welchen Momenten in deinem Alltag du diese Atemreaktion kennst. Was kannst du tun, um deine Grenze deutlicher sichtbar zu machen? Was brauchst du, damit du deine persönliche, sichere Grenze aufrechterhalten kannst? Wie kannst du auftreten, damit deine persönliche Grenze respektiert wird? Nicht nur von dir, sondern auch von deinem Gegenüber.

Verweile einen Moment in deinem sicheren und geborgenen Raum, sichtbar gemacht durch die Schnur. Lasse den Atem zur Ruhe kommen, bevor du zum nächsten Teil des Experiments schreitest:

- Lege verschiedene Gegenstände symbolisch für deine Zuständigkeiten in den Raum und nimm wahr, wie es sich anfühlt.
- Lege nun auch Gegenstände in den Raum, die nicht wirklich zu deinen Zuständigkeiten gehören. Kannst du wahrnehmen, wie dein Atem reagiert?
- Überfülle probehalber einmal deinen Raum und nimm wahr, ob du dich und deinen Atem noch wahrnehmen kannst. Kennst du dieses Gefühl aus deinem Alltag?
- Befreie nun deinen Raum von allem, wofür du dich nicht zuständig fühlst. Überprüfe dein Atemgeschehen. Hat sich der Atem normalisiert? Oder muss vielleicht noch mehr raus? Oder fehlt dir etwas?
- Nimm dir einen Moment Zeit, um dir bewusst zu machen, dass du es bist, der/die verantwortlich dafür ist, deine Zuständigkeit zu begrenzen – so zu begrenzen, so dass dein Atem frei fließen kann.

Überprüfe, wofür du zuständig sein willst. Für Gesundheit und Lebensfreude haben dein Wohlbefinden und dein freier Atem oberste Priorität. Es ist nicht immer leicht, die Prioritäten so zu setzen, dass es uns gut geht. Wenn wir damit beginnen, unsere Zuständigkeit zu begrenzen, dann hat dies möglicherweise Konsequenzen. Diese gilt es in die Entscheidungen mit einzubeziehen. Wenn wir unsere Zuständigkeit nicht begrenzen und keine Verantwortung für unser Wohlbefinden übernehmen, so hat dies auch Konsequenzen. Auch diese gilt es in die Entscheidung mit einzubeziehen.

Es kann gut sein, dass es eine Zeit der Beobachtung im Alltag braucht, in der du deine Wahrnehmung immer wieder auf deinen Atem lenkst. Es ist eine Form der Achtsamkeit dir selbst gegenüber. Vielleicht brauchst du zuerst etwas Übung. Vielleicht musst du erst einmal überdenken, was dir wichtig ist.

6.2 Das Ur-Vertrauen – der Fluss des Lebens

Gehen wir zurück zur Zellbiologie: Wäre die Zellwand nicht mit Flüssigkeit gefüllt und von Flüssigkeit umgeben, so wäre sie nicht lebensfähig. Wasser ist Leben. Unser Körper besteht zu mehr als zwei Dritteln aus Wasser. Die Zellflüssigkeit hält die Zellwand aufgespannt. Die Zwischenzellflüssigkeit ermöglicht es den Zellen, sich zu bewegen und miteinander in Austausch zu kommen. An Wasser gebundene Stoffe verlassen die Zelle, während andere die Zelle betreten. Es ist ein Kommen und Gehen, ein ständiges Fließen. Ebenso sorgt die Flüssigkeit in den Zellen und um die Zellen herum für den genau richtigen Spannungszustand für die Zellwand. Im Ruhezustand füllen sich die Zellen des Bindegewebes und der Bandscheiben mit Wasser und regenerieren sich auf diese Weise.

6.2.1 Die daraus entwickelte Kompetenz

Wenn wir nun die Fähigkeiten der Zellflüssigkeit auf unsere Kompetenz übertragen, dann sind das Wörter, die nicht in erster Linie mit Kompetenz in Verbindung gebracht werden. Kompetenzen bringen wir eher mit Tun in Verbindung, mit Leistung. Und doch ist Loslassen und sich dem Leben hingeben zu können eine Fähigkeit, ohne die wir nicht lebensfähig sind. Denn wir brauchen sie, um schlafen zu können, um uns zu regenerieren. Es braucht Vertrauen, um ganz loslassen zu können, um uns in den Schlaf sinken zu lassen, im Vertrauen, dass wir am Morgen wieder erwachen. Es braucht eine besondere Art von Vertrauen, wenn wir eines Tages ganz loslassen, um zu sterben. Wir sprechen von Ur-Vertrauen, oder vom Vertrauen in das Leben an sich. Vielleicht auch von Vertrauen in ein Leben nach dem Sterben. Ein Vertrauen in den Fluss des Lebens, ein tiefes inneres Wissen, dass dieser Fluss uns alle letztendlich ins Meer trägt. Dieser Teil in uns, dieser Selbstanteil, oder dieses Innere Teammitglied, egal wie wir es nennen, es muss den Weg nicht kennen, es lässt sich vom Fluss tragen, gibt sich ihm ganz hin. Wird die Fähigkeit zur Kompetenz entwickelt, sind wir in der Lage, bewusst loszulassen, bewusst weiterzugehen, bewusst den Tag abzuschließen, um in die Nacht zu gehen. Wir vertrauen.

Auch diese Fähigkeit wird während der Entwicklung von der Zeit im Mutterleib und der Zeit als Kind geprägt. War die Zeit im Fruchtwasser leicht und von Vorfreude der Mutter geprägt, so ist die erste Voraussetzung dafür gegeben, vertrauen zu dürfen. Du bist in einem sicheren, geborgenen Raum. Wenn dieses Gefühl von Sicherheit und Geborgenheit in den ersten Jahren selbstverständlich war, wenn dieser sichere Raum gefüllt war mit der Präsenz einer liebevollen Betreuung, so entwickelt sich in ebenso selbstverständlicher Weise das Ur-Vertrauen ins Leben. Es ist mir an dieser Stelle wichtig zu betonen, dass es bei diesen Überlegungen niemals um Schuldzuweisung an die Eltern oder die betreuenden Instanzen geht. Wir alle sind in unterschiedlichen Bedingungen groß geworden und haben uns zu dem entwickelt, was wir heute sind. Als erwachsene Personen können wir die Verantwortung für uns Selbst übernehmen und die Anteile in uns, die sich nicht natürlicherweise voll entwickeln konnten, nach-entwickeln. Eine erwachsene Person kann lernen, sich selber zu geben, was sie braucht.

6.2.2 Die darunter liegende Wunderkraft

Gefördert wird die Kompetenz des Vertrauens durch Präsenz. Präsenz heißt voll und ganz im Jetzt zu sein. Die Aufmerksamkeit liegt auf dem Moment. Im Präsens können keine Sorgen über die Zukunft oder über Vergangenes das Ur-Vertrauen trüben. Es ist nämlich schwierig, vielleicht sogar unmöglich, dem aktuellen Moment des Lebens zu vertrauen, wenn wir gedanklich und emotional entweder sorgenvoll in der Zukunft oder in der Vergangenheit weilen. Sind wir jedoch ganz präsent, ganz im Hier und Jetzt, so können wir unserem archaischen Inneren Team die nötige Lebenskraft zur Verfügung stellen. Lebenskraft, die fließen will, Lebenskraft, die uns regeneriert. So stärken wir unser Ur-Vertrauen, unser Vertrauen in das Leben selbst.

6.2.3 Ein Experiment für dich – Die Atemübung Grund und Boden

Dieses Experiment gibt dir die Möglichkeit, mit deinem Atemgeschehen vertrauter zu werden. Es ist dein Atem, der dich Tag und Nach begleitet, vom ersten bis zum letzten Atemzug. Es ist dein Atem, der dir Lebenskraft schenkt. Es tut gut, ihn zu kennen, ihn zum Freund zu haben und ihn auch wie einen guten Freund zu pflegen.

Die Atemübung heißt „Grund und Boden". Es geht darum, zur Ruhe zu kommen. Nimm dir ein paar Minuten Zeit, setze dich aufrecht auf einen festen Grund, es kann auch ein Hocker sein. Die Füße stehen parallel am Boden, wenn möglich ohne Schuhe.

Wechsle deinen Gehirn-Modus von Denken auf Wahrnehmen:

- Nimm deine Füße wahr, wie sie mit dem Boden in Kontakt sind. Fühlen sie sich gleich groß an? Nur wahrnehmen, nicht werten, nicht verändern.

- Nimm deine Sitzbeinhöcker wahr, wie sie auf dem Sitzfläche sitzen? Wenn dein Untergrund aus Sand oder Lehm wäre, würden die Sitzbeinhöcker denselben Abdruck hinterlassen? Gleich spitz? Oder gleich flach?

- Nimm deine Wirbelsäule wahr, wie sie dich aufrichtet, dein Kopf sitzt obenauf, ganz weich und locker.

- Und nun nimm deinen Atem wahr. Begleite deinen Atem auf dem Weg in deinen Körper. Nur begleiten, nicht steuern, nicht vertiefen.
  - Wo bewegt er deinen Rumpf? Eher im Brustraum? Eher im Bauchraum?

- Wo nimmst du deinen Ein-Atem-Impuls wahr? Das ist die Stelle im Rumpf, an der dich der Atem als Erstes bewegt, die Stelle, an der der Atem zu entspringen scheint. (Obwohl er durch die Nase eintritt.)
- In welchem Rhythmus bewegt dich dein Atem?
- Nimmt der Atem eine Pause nach dem Einatem? Nimmt der Atem eine Pause nach dem Ausatem? Atmet er ohne Pause? Hat er genügend Zeit und Ruhe, um sich die nötige Pause zu gönnen?

Ich lade dich ein, ausschließlich liebevoll wahrzunehmen, nicht zu werten, nicht zu verurteilen. Denke daran, es geht hier um deinen Atem und er ist dein bester und treuester Freund.

- Nun beginnt dein rechter Fuß sich mit Hilfe der Zehen nach vorne zu bewegen. Der Fuß bleibt flach auf dem Boden, die Zehen ziehen den Fuß nach vorne, so lange, bis das Bein fast ausgestreckt ist.

- Dann schieben die Zehen den Fuß wieder nach hinten, bis das Bein wieder im rechten Winkel steht. Diese Bewegung wiederholst du vielleicht drei Mal.

- Jetzt wiederhole die Wahrnehmung: Stehen die Füße gleich auf dem Grund? Haben sich die Sitzbeinhöcker verändert? Wo bewegt dein Atem deinen Rumpf? Hat sich das Tempo verändert? Bitte nur wahrnehmen, nicht werten.

- Nun bewegt sich dein linker Fuß mit Hilfe der Zehen nach vorne und wieder zurück, vielleicht drei Mal.

Wiederhole die Wahrnehmung.

- Als nächsten Schritt beginnst du auf deinen Sitzbeinhöckern „zu laufen“. Das heißt, du hebst dein rechtes Becken und schiebst es auf dem Stuhl nach vorne, setzt es hin, hebst dein linkes Becken und schiebst es nach vorne, setzt es hin, rechts, links, so lange, bis der Stuhlrand erreicht ist. Dann „läufst“ du auf deinen Sitzbeinhöckern auf dieselbe Weise zurück in die Mitte des Stuhles. Dies wiederholst du drei Mal.

Wiederhole die Wahrnehmung. Wo entspringt dein Atem jetzt?

Sollte der Einatem noch nicht ganz im Becken angekommen sein, hältst du deine Aufmerksamkeit im Becken und verlängerst deinen Ausatem. Das heißt: der Einatem strömt frei durch die Nase ein, der Ausatem entweicht langsam durch den Mund. Um den Atem zu verlangsamen, legen sich die Lippen leicht aneinander, so dass sich der Atem seinen Weg gegen einen leichten Widerstand bahnen muss. Wenn du dabei die Lippen zu einem Uuuu formst, dann tönst du ein bisschen wie ein Schiffshorn. Solltest du diese Übung im Lehrerzimmer oder in der Straßenbahn machen, kannst du das Uuuu auch nur denken. Trotzdem laaaange Ausatmen. Wiederhole den langen Ausatem fünf Mal. Dann lasse den Atem zur Ruhe kommen und

Wiederhole die Wahrnehmung.

Wünschst du noch mehr Entspannung, weil du die Übung abends machst und vielleicht bald schlafen gehst?

Dann halte den Fokus im Becken und lege auf den Ausatem ein weiches, leises Schschsch. Ganz, als ob du ein kleines Kind beruhigen wolltest. Fünf Mal. Dann lasse den Atem frei und

Wiederhole die Wahrnehmung.

Genieße die Ruhe, die sich nun in deinem Körper und deinem Atem ausgebreitet haben. Bringe langsam, deine Hände und deine Füße in Bewegung, strecke dich und gehe den nächsten Schritt.

Das Experiment, in Ruhe ausgeführt, schenkt dir eine Erfahrung, einen Erfahrungswert. Was hat die Übung bewirkt? In welchem Zustand hast du den nächsten Schritt gemacht? Anhand dieses Erfahrungswertes kannst du nun entscheiden, ob du diese Übung in Kurzform in deinen Alltag einbauen willst.

6.3 Die Wandlung – alle Sinne offen

Die einzige Konstante in unserem Leben ist die Veränderung. Alles wandelt sich, alles verändert sich stetig. Das wusste schon der griechische Philosoph Heraklit von Ephesus (535 – 475 v. Chr): „Nichts ist so beständig, wie der Wandel."

Auf zellbiologischer Ebene finden wir die Wandlungskraft in den Mitochondrien, diesen kleinen Kraftwerken, die für unseren Körper Energie herstellen. Energie, die uns zur Verfügung steht, um vorwärtszugehen und Neues zu entdecken. Der Evolution liegt Veränderung zugrunde. Der tiefe, innere Wunsch, Neues zu entdecken ist seit Menschengedenken in uns angelegt. Diese Fähigkeit beinhaltet Wissensdurst, Neugier, Entdeckerfreude. Es ist eine äußerst lebhafte Fähigkeit, die oft bei Kindern leichter zu beobachten ist. Es ist eine Kraft, die Grenzen sprengen kann, die uns mutig sein lässt, die durchaus den Durchbruch schafft, wenn sie in eine klare Richtung geführt wird.

Die Wandlungs-Kompetenz ist auf der körperlichen Ebene direkt dem Zwerchfell zugeordnet. Es ist also eine Kraft, die bewegt und uns in Bewegung hält, solange wir leben. Das Zwerchfell beginnt zu schwingen mit dem ersten Atemzug eines Babys und es hört auf, wenn der letzte Atemzug getan ist. Während dieser Zeitspanne des menschlichen Lebens finden Bewegung und Veränderung statt. Unsere Offenheit Veränderung gegenüber und die freie Schwingungskapazität des Zwerchfells stehen in direktem Bezug zueinander. Wir können also über die Atmung direkten Einfluss auf diese Lebenskraft nehmen.

6.3.1 Die daraus entwickelte Kompetenz

Wandlungs-Kompetenz hat mit Flexibilität zu tun. Es hat aber auch damit zu tun, dass wir Situationen verändern, wandeln. Dies ist eine überaus hilfreiche Kompetenz, wenn es um die Bewältigung des Alltags geht. Es geht darum, immer wieder neue Strategien anzuwenden, immer wieder Neues auszuprobieren. Diese Kompetenz verhindert eine allzu starre Routine. Die dir innewohnende Wandlungs-Kompetenz macht es dir möglich, dem Leben offen zu begegnen, offen zu sein für Veränderung, offen für Wandlung. Manche Veränderung sind uns willkommen, andere lehnen wir ab. Doch für beide stellt dir die Wandlungs-Kompetenz Energie zur Verfügung. Es ist Lebensenergie, ganz direkte Atemkraft. Manchmal stellt sich diese Energie unserer Führungskraft zur Verfügung und wir fällen eine Entscheidung. Manchmal stellt sich diese Energie der Emotionalen Intelligenz zur Verfügung, so dass wir die Veränderung so annehmen können, wie sie ist, selbst wenn sie schmerzhaft ist und uns nicht gefällt. Stellt sich die Energie dem Vertrauen zur Verfügung, so können wir getrost loslassen. Stellen wir die Energie unserem Grenzverhalten zur Verfügung, so sind wir in der Lage, unsern Platz flexibel und doch klar einzunehmen. Das ist besonders im menschlichen Miteinander wichtig. Stellen wir die Energie der Flexibilität und der Wandlungs-Kompetenz der Kommunikations-Kompetenz zur Verfügung, so sind wir in der Lage, den Veränderungen auch Ausdruck verleihen können. Je nachdem, wohin diese Atemkraft fließt, wählen wir eine andere Strategie im Umgang mit einer Situation, sprich, wir handeln flexibel.

Auch die Entwicklung dieser Kompetenz hat mit der frühkindlichen Prägung zu tun. Durften wir unsere Entdeckerfreude innerhalb sicherer Grenzen ausleben? Wurde Neues willkommen geheißen? Durften vorgegebene Ideen und Strukturen verändert werden? Durfte es auch anders sein? Oder war die Lebendigkeit unerwünscht?

6.3.2 Die darunter liegende Wunderkraft – die offene Wahrnehmung

Lebendig sein, offen sein, alle Sinne offen zu haben, ganz in der Wahrnehmung zu sein, das sind die „Dünger-Qualitäten“ für die Wandlungs-Kompetenz. Wandlungskraft ist bewegte Atemkraft. Über den Atem sind wir im Austausch mit unserer Umwelt. Sind deine Sinne offen und bist du ganz in der Wahrnehmung, so kannst du die Lebendigkeit deiner Umgebung in dich aufnehmen, du bist verbunden mit dem Leben um dich herum. Es versteht sich von selbst, dass sich der Aufenthalt in der Natur mit offenen Sinnen anders auswirkt, als der Aufenthalt in der Großstadt mit offenen Sinnen. In der Großstadt sind wir gezwungen, die Offenheit der Sinne anzupassen, um eine Reizüberflutung zu vermeiden. Das kann direkte Auswirkung auf unser Atemverhalten zeigen und rückwirkend auf unser Gefühl der Lebendigkeit der Wandlungskraft. Es liegt an uns zu überprüfen, ob wir den Zeiten im Leben, in denen wir mit offenen Sinnen unterwegs sein können, genügend Zeit und Raum einräumen.

6.3.3 Ein Experiment für dich – aus der Ruhe in die Bewegung

Komme zur Ruhe mit der Atemübung „Grund und Boden“ (S. 33). Spüre noch einmal deine Füße und deine Sitzbeinhöcker.

- Nun kommst du in Aktion: du bleibst sitzen, wo du bist, gibst aber beim nächsten Einatem kräftig Druck auf deine rechte Ferse. Dadurch hebt sich dein rechtes Sitzbein und dein linker Rippenbogen muss nach links ausweichen und sich dadurch öffnen. Dein Einatem strömt somit in den linken Rippenbogen.

- Beim Ausatmen löst du den Druck vom Fuß, senkst das Becken zurück auf den Stuhl und genießt die Atempause.

- Beim nächsten Einatem gibst du wieder Druck auf dein rechtes Fersenbein und wiederholst den Vorgang fünf Mal, immer auf der gleichen Seite.

Geh nun in die Wahrnehmung: Welche Unterschiede kannst du spüren? Wie fühlt sich deine linke Mitte an im Vergleich mit der rechten. Wie spürst du dein rechtes Bein und deine rechte Hüfte im Vergleich mit der linken. Spürst du bereits etwas Lebendigkeit?

- Wiederhole die Übung für deinen linken Fuß, bzw. deinen rechten Rippenbogen. Nimm erneut wahr, wie sich dein Körper jetzt anfühlt und wie dich dein Atem bewegt.

- Nun dehne die Bewegung aus, indem du deine Schulter und deinen Arm in die Diagonale streckst, während du mit dem Fuß Druck auf den Boden ausübst. Es wird nicht lange dauern, bis sich dein Körper aus der Sitzposition erhebt und in eine diagonale Streckung des ganzen Körpers kommt.

- Aus dieser Streckung komm nun in die Bewegung. Lass die Bewegung lustvoll tanzend sein. Wenn du magst, lass Musik laufen oder singe dazu. Spüre deine Lebendigkeit. Nimm wahr, wie diese Lebendigkeit aufsteigt in dein Herz und es mit Freude erfüllt.

Komm noch einmal zur Ruhe und nimm wahr, wie deine Lebensenergie den ganzen Körper belebt und du bereit bist, den nächsten Schritt zu tun. Die Richtung entscheidest du!

Dieses Experiment schenkt dir eine Erfahrung. Eine Erfahrung dazu, wie es sich anfühlt, aus der Ruhe in sich selbst in die Lebendigkeit deines Wesens zu kommen. In der Ruhe sind die Bedürfnisse besonders gut spürbar. In der Lebendigkeit wecken wir die Kraft und die Lebenslust, aus diesen Bedürfnissen heraus eine Richtung zu wählen.

6.4 Die Kommunikation – Verbindung als Schlüssel zum Glück

Der zweite Selbstanteil, der direkt dem Zwerchfell zugeordnet ist, ist unsere Fähigkeit, in Verbindung zu gehen. Die Fähigkeit auf der zellbiologischen Ebene heißt Diffusion, was so viel bedeutet wie Austausch (lat. diffundere = ausbreiten, durchdringen). Die Zelle kann in sich alleine geschlossen nicht leben, sie braucht den Austausch mit der Zwischenzellflüssigkeit und mit den anderen Zellen. Es werden Informationen ausgetauscht in Form von Nervenimpulsen und Botenstoffen, sogenannten Neurotransmittern. Ebenso werden Stoffe in biochemischer Form ausgetauscht. Jeder Austausch muss die Zellwand durchdringen. Das heißt, es muss eine Grenze überschritten werden. Dies geschieht im Innern des Organismus, also „innenpolitisch" und es geschieht im Austausch mit der Außenwelt, also „außenpolitisch". Alles, was wir von der Außenwelt in uns aufnehmen, muss im Innern des Körpers verarbeitet werden. Dies betrifft nicht nur grobstoffliche Nahrung, sondern auch Informationen, also geistige und seelische Nahrung. Komplizierte Vorgänge verarbeiten das, was wir aufnehmen und geben das Resultat zurück an die Umwelt. Somit hat das, was wir zu uns nehmen und womit wir in Austausch gehen, direkten Einfluss nicht nur auf unser Wohlbefinden, sondern auch auf das Wohlbefinden unserer Mitmenschen und unserer Umwelt.

Die Verbindung zur Außenwelt und die Wandlungs-Kompetenz sind unabdingbar miteinander verbunden. Das, was wir von außen aufnehmen, wird im Innern gewandelt – transformiert – und kommt in veränderter Form wieder zum Vorschein. Diese Zusammenarbeit von Austausch und Wandlungs-Kompetenz, von Diffusion und Transformation macht uns als Lebewesen äußerst anpassungsfähig. So können wir zum Beispiel innerhalb weniger Tage mit einer Zeitverschiebung umgehen und uns an ein fremdes Klima gewöhnen, verdauen fremde Nahrung und wissen uns in fremden Kulturen zu bewegen, ohne Teil davon zu sein.

6.4.1 Die daraus entwickelte Kompetenz

Die Kommunikations-Kompetenz scheint mir die diffizilste der menschlichen Kompetenzen. Grund dafür ist das individuelle Verständnis von Wörtern und deren Verarbeitung in unserem Gehirn. Unser Gehirn übersetzt für sich jedes Wort in ein Bild. Als Säugling und Kleinkind hatten wir nur die Bilder. Die Verbindung von Bild zu Wort findet in der Entwicklung des Kindes erst allmählich statt. Durch die vielen Vernetzungen in unserem Gehirn, sind die Bilder und die Wörter emotional verknüpft, sie sind an Erlebnisse und Gefühle gebunden, an Geräusche und Gerüche. Wörter und Bilder sind stark von der Kultur und der Familie geprägt, in der wir groß werden. So entsteht in deinem Kopf beim Wort „Lebkuchen" vermutlich ein anderes Bild als im Kopf deiner Freundin. Vielleicht ist das Wort Lebkuchen in deinem Gehirn verbunden mit Geselligkeit, dem Duft von Gewürzen, Erinnerungen an winterliches Zusammensein, an Glück, Familie und Geborgensein. Vielleicht gibt es in deinem Gehirn gar keine besonderen Verbindungen zu dem Wort Lebkuchen und du weißt nur, dass es sich um ein Gebäck handelt, das in der Adventszeit in den Regalen liegt. Dieses Beispiel ist leicht nachzuvollziehen, denn wir alle haben Erinnerungen, die mit Gerüchen, Musik und Gefühlen verbunden sind und wir sind uns vermutlich einig, dass sie unterschiedlicher nicht sein könnten.

Wir haben uns sprachlich geeinigt, wie das Gebäck heißen soll. Was das Gebäck für die einzelne Person bedeutet, darüber können wir uns nicht einigen, denn das ist individuell. Wir tun also gut daran, uns diesen Umstand immer öfters bewusst zu machen, wenn wir uns unterhalten.

Ebenso wichtig ist es, daran zu denken, dass auch die Wahrnehmung individuell ist. Wir alle nehmen unsere Umgebung und unser Gegenüber auf einzigartige Art und Weise wahr. Erinnere dich nur daran, welch unterschiedliche Kritiken ein Film oder ein Buch bekommen.

Sind wir offen in der Wahrnehmung des Gesprächspartners, gibt uns das Orientierung darüber, wie das Gesagte ankommt und was es möglicherweise auslöst. Nur im Blickkontakt und mit offenen Sinnen kann ich auch feinste Regungen wahrnehmen und darauf reagieren. Umgekehrt ist es hilfreich, wenn ich meine eigenen Regungen zeige, so dass sich auch mein Gegenüber orientieren kann.

Wenn ich während des Essens Zeitung lese und vor mich hin brummle „schmeckt aber lecker, dein Essen“, dann verpasse ich die Möglichkeit wahrzunehmen, ob mein Kompliment bei der Köchin ankommt. Damit nehme ich ihr die Möglichkeit, sich mit einem Lächeln zu bedanken und ich habe ich die Chance für einen kleinen Glücksmoment vertan.

6.4.2 Die darunter liegende Wunderkraft – die Einzigartigkeit

Sein Eigenes zu zeigen und in Verbindung zu gehen mit der Welt und den Mitmenschen, das ist die Wunderkraft, die Kommunikation gelingen lassen kann. Dabei ist nur zum Teil die verbale Kommunikation gemeint. Es kann ein Augen-Blick sein, den du mit einem Kind in der Straßenbahn teilst. Wenn dieser Blickkontakt verbindet, dann löst das ein Lächeln aus, ein Glücksgefühl. Das kann auch geschehen durch ein freundliches Wort am Postschalter. Wenn dieses freundliche Wort aufgenommen und erwidert wird, geschieht ein kleiner Moment der Verbindung. Es sind die Momente der Verbindung mit unseren Mitmenschen, die das Vertrauen in die Gemeinschaft fördern, pflegen und wachsen lassen. Diese Momente herzustellen ist leicht und fällt uns trotzdem oft schwer. Es bedingt, dass ich mit meiner Einzigartigkeit auftrete, dass ich mich zeige. Dies beinhaltet die Möglichkeit, dass ich nicht gefalle. Doch stellen wir uns vor, die Einzigartigkeit wäre in Form von Farbe sichtbar. Wir wissen, dass nicht alle Farben gleich gut zueinander passen. Es gibt Farben, die harmonieren, es gibt Farben, die sich ergänzen, es gibt Farben, die gehen ineinander über. Wenn also Verbindung nicht klappt, kann es sein, dass sich die Farben „beißen". Das sagt nichts über die Qualität der einzelnen Farben aus. Es geht nicht darum, dass eine Farbe besser ist als die andere. Manche verbinden sich einfach leicht, manche verbinden sich nicht so leicht. Dann braucht es mehr Wandlungs-Kompetenz, mehr offene Sinne, und mehr von dem „Annehmen was ist", der Wunderkraft der Emotionalen Intelligenz, um vielleicht wenigstens im Ansatz zu verstehen, was das Gegenüber meint. Das Verstandene rückzumelden gibt dem Gegenüber die Möglichkeit zu erkennen, ob angekommen ist, was gesagt wurde, oder ob es nochmals auf eine andere Art versucht werden muss. Diese unsere Art uns mitzuteilen und zu zeigen, unsere Einzig-ART-igkeit kann nur bis zu einem bestimmten Grad angepasst werden. Wenn wir uns darüber hinaus anpassen, sind wir vielleicht einfach „nur" artig anstatt einzigartig.

6.4.3 Ein Experiment für euch – reagieren aufeinander

Um in Austausch zu kommen, braucht es ein Gegenüber. Daher brauchst du für dieses Experiment eine*n Übungspartner*in. Es geht auch bei diesem Experiment darum, dir eine Erfahrung zu schenken. Du hast die Möglichkeit zu beobachten, wie du reagierst. Und du hast die Möglichkeit zu beobachten, ob dein Atem folgen kann. Du erinnerst dich an die Übung mit der Schnur. Dort hast du beobachten können, wie dein Atem reagiert, wenn du über deine Grenzen gehst. Du hast auch beobachten können, wie dein Atem reagiert, wenn jemand deine Grenzen überschreitet. Im Alltag sind wir uns oft nicht bewusst, wie sensibel der Atem, wie empfindlich unser Wesen reagiert. Wir sind es gewohnt, über unsere Grenzen zu gehen. Dieses Experiment gibt dir die Möglichkeit, dich zu sensibilisieren für deine Einzigartigkeit im Kontakt und im Austausch mit deinen Mitmenschen.

Nehmt euch ein bisschen Zeit und Raum, um euch aufeinander einzulassen. Vereinbart miteinander, dass keine körperliche Berührung stattfindet. Auch wenn ihr euch nahekommt, bleibt immer mindestens ein Fingerbreit Abstand zwischen euren Körpern. Nun beendet ihr den verbalen Teil der Kommunikation und beginnt das Spiel der Kommunikation mit den Körpern. Um die Erklärung leicht leserlich zu halten, nutze ich A und B für die beiden Spielpartner*innen.

- A stellt sich in einer beliebigen Position in den Raum, zum Beispiel mit erhobenen Händen in Schrittposition. Wenn A ihre Position gefunden hat, verharrt sie in dieser Position.

- Sobald sich A nicht mehr bewegt, reagiert B auf die Position von A, indem sie sich dazustellt, so wie es ihr passend erscheint. Hat B ihre Position gefunden, verharrt sie in dieser.

- Sobald B sich nicht mehr bewegt, löst sich A aus ihrer Position und reagiert wiederum auf die Position von B.

In diesem Wechsel findet die Kommunikation statt. Es ist alles erlaubt, außer sich zu berühren. Das heißt, du darfst dich auf den Boden legen, dich hinknien, dich hinter dein Gegenüber stellen. Wenn du außer Sichtweite bist, zum Beispiel hinter dem Rücken, ist es nötig, ein Signal zu senden, dass du stillstehst. So weiß dein*e Partner*in, dass sie in Bewegung kommen kann.

Während der Übung beobachtest du deine Atmung:

- Bewegt sich dein Atem frei?

- Oder signalisiert er dir, dass du zu schnell oder zu nah bist?

Vielleicht gelingt es dir schon während der Übung, darauf zu reagieren, vielleicht auch nicht. Beides ist richtig, nimm es einfach wahr.

Beendet die Übung und kommt zur Ruhe. Nun braucht es die Reflexion und den verbalen Austausch, um dir klar zu werden, wie du dich beim Thema Kommunikation und Zeigen deiner Einzigartigkeit verhalten hast.

- Wie ist es dir ergangen während der Übung?
- Konntest du frei atmen?
- Oder bist du über deine Grenzen gegangen?
- Oder kam dir dein*e Partner*in zu nah?
- Wie war das Tempo des Wechselspiels für dich?
- Kennst du dieses Verhalten von dir im Alltag?
- Bist du damit zufrieden oder möchtest du da in Zukunft achtsamer mit dir und möglicherweise auch mit deinem Gegenüber umgehen?
- Wie ist es deine*r Partner*in ergangen?

6.5 Die Führungskraft – folge deiner Vision

Jede Zelle hat einen Zellkern. Der Zellkern enthält die DNA, unser Erbgut. Ein Großteil der DNA ist allen Menschen gleich. Nur ein kleiner Prozentsatz macht unsere Individualität aus. Die DNA enthält Wissen, altes und neues Wissen, allgemeingültiges und individuelles Wissen. Dieses Wissen steuert die Zelle und gibt ihr ihre Aufgabe. Eine Leberzelle hat eine andere Aufgabe als eine Gehirnzelle. Der Zellkern und das darin enthaltene Wissen wird für die Reproduktion der Zellen gebraucht. Diese Reproduktionsfähigkeit ermöglicht unsere Entstehung und sichert unser Fortbestehen.

6.5.1 Die daraus entwickelte Kompetenz

Mit dem angeborenen Wissen und dem dazu erlernten Wissen sind wir in der Lage, Entscheidungen zu treffen. Wir haben den freien Willen und wir sind in der glücklichen Lage, diesen einsetzen zu können. Wir treffen Entscheidungen, die unseren Weg bestimmen. Diese Entscheidungen haben oft auch Einfluss auf andere Menschen. Wenn wir von Führungs-Kompetenz sprechen, dann denken wir in erster Linie an Vorgesetzte, an Eltern, an Lehrpersonen und an Politiker, an Menschen, die andere Menschen führen und damit Verantwortung übernehmen. Bei der Führungs-Kompetenz aus unserem Ressourcen-Pool geht es in erster Linie um die Führung von uns selbst, um Eigenverantwortung. Der Zellkern steuert nur seine eigene Zelle. Für sie hat er die Verantwortung, für sie hält er das passende Wissen bereit. Es geht also darum, dass wir Entscheidungen treffen, für die wir selbst die Konsequenz tragen können. Es sind Entscheidungen, die unseren Alltag und unseren Lebensweg beeinflussen, egal ob wir sie treffen oder nicht. Treffen wir die Entscheidung nicht, so trifft sie jemand anderes für uns oder das Leben entscheidet. Die Führungs-Kompetenz kommt erst im Erwachsenenalter vollständig zum Zuge. Auch wenn wir bereits als Kind Entscheidungen treffen dürfen, so tragen wir dafür nicht die volle Verantwortung. Und in den meisten Fällen haben wir uns als Kinder den Entscheidungen der Erwachsenen zu beugen.

Nun ist es aber so, dass wir manchmal auch Verantwortung für uns anvertraute Mitmenschen übernehmen. Das hat die Schwierigkeit, dass wir auf ihre „DNA“, ihr Speicherwissen keinen Zugriff haben und daher immer aus unserer Sicht der Dinge führen. Weiter unten beschreibe ich das Zusammenspiel der sechs archaischen inneren Teammitglieder. Dort wird klar und sichtbar, wie es möglich ist, diese Herausforderung meistern zu können.

6.5.2 Die darunter liegende Wunderkraft

Die nährende Kraft für die Führungs-Kompetenz ist die eigene Vision. Ein Ziel zu haben, erleichtert bereits die Führung. Eine Vision liegt höher als das Ziel. Oder tiefer. Die Vision ist etwas, was uns am Herzen liegt. Eine Vision kann sein, eine Familie zu haben. Eine Vision kann sein, die eigene Berufung zu leben. Diese Vision vor Augen zu halten, macht es uns leichter, die Entscheidungen für den Weg zu fällen. Ein Ziel anzustreben, hilft uns, die Orientierung zu halten. Das Ziel kann eine Etappe sein auf dem Weg zur Vision. Es ist die Vision, die uns daran erinnert, dass es möglicherweise noch einen anderen Weg gibt als den, den wir eingeschlagen haben. Einen Weg, der uns unserem Ziel leichter oder anders näherbringt. Unsere Vision dient unserer Orientierung, auch wenn Umwege nötig sind.

6.5.3 Ein Experiment für dich

Nimm dir Zeit für einen Spaziergang in der Natur. Für das Experiment reichen zehn Minuten. Du kannst es selbstverständlich auch in einen längeren Spaziergang einbauen. Du kannst dieses Experiment auch in deiner Wohnung durchführen, es macht vielleicht nicht ganz so viel Spaß, kann dir aber trotzdem Hinweise liefern zum Thema Führen und Entscheidungen treffen.

Widme dich zuerst der eigenen Führung und stelle dir die Frage:

- Wie gut führe ich mich durch den Tag, durch die Wochen, durchs Leben?
- Oder anders gefragt: Wie klar treffe ich die Entscheidungen, die meinen Tagesablauf beeinflussen?

Diese Fragen lassen sich kognitiv beantworten. Dieses kognitive Wissen ergänzen wir bei den Experimenten mit dem Wissen des Körpers und des Atems. Daher lenken wir die Aufmerksamkeit während des Experiments auf den Körper, die Körperhaltung und die Atmung.

Und nun übergib ganz bewusst die Führung für die Richtung, in die du gehst, deiner Hand. Du lässt also deine Hand vorangehen und folgst deiner Hand.

- Beobachte, ob du der Hand folgst oder ob du die Hand schickst.
- Wie fühlt es sich an, dich von deiner Hand führen zu lassen?
- Wie verhält sich dein Körper dabei? Richtet er sich auf? Fällt er in sich zusammen?
- Wie verhält sich dein Atem, während du deiner Hand folgst? Geht deine Atmung leicht und freudig? Oder stockt dein Atem möglicherweise und fühlt sich gar nicht wohl unter der Führung deiner Hand?

Es gibt bei diesen Fragen keine falschen Antworten. Es geht einzig und allein darum, den Teil in dir kennenzulernen, der dich führt. Vielleicht stellst du fest, dass dich deine Hand ins Dickicht führen will. Folgst du ihr dorthin? Wie weit lässt du dich auf das Experiment ein? Wann setzt du Grenzen?

Nun stell dir vor, deine zweite Hand ist leicht hinter dir und an dieser zweiten Hand hält sich ein Kind. Deine erste Hand hat noch immer die Führung und gibt die Richtung und das Tempo an.

- Verändert sich die Führung deiner Hand, jetzt wo sie weiß, dass noch jemand folgt, dass sie für eine zweite Person Verantwortung trägt?

- Kann deine Hand das Tempo anpassen, so dass dir auch jemand folgen kann?

- Wie reagiert deine Körperhaltung auf diese zusätzliche Verantwortung?

- Wie reagiert dein Atem?

Vielleicht findest du auf deinem Spaziergang eine trockene Stelle, an die du dich eine Weile setzen kannst, um dir die oben gestellten Fragen zu beantworten. Die Antworten setzt du in Bezug zu dem Teil in dir, der Entscheidungen für dich trifft. Hat dir dieses Experiment Freude gemacht, war dein Körper aufrecht und dein Atem leicht und frei, so fällt es dir vermutlich leicht, deine Entscheidungen zugunsten deines Wohlbefindens zu fällen.

Ist es dir schwergefallen, deiner Hand zu folgen, so suche den Bezug im Alltag: Wo im Alltag fällt es dir schwer, für dich zu entscheiden, für dich die Verantwortung zu übernehmen? Das können „Kleinigkeiten“ sein, auf die dein Atem reagiert. Zum Beispiel, zu wenig Raum, um körperliche Bedürfnisse wie Hunger oder Klogang zu befriedigen. Oder vielleicht ist das Tempo zu hoch?
Erlaube dir, dir dieselben Fragen noch einmal zu beantworten für den Teil des Experiments, an dem du nicht nur dich, sondern auch noch ein Kind geführt hast.

- Konntest du es genießen, euch zu zweit zu führen, oder hat es dir den Atem geraubt?

- Wie war das Tempo für den Kind-Anteil in dir? Falls es schwierig war, stellt sich für die Umsetzung im Alltag die stets gleiche Folgefrage:

- Was würdest du brauchen, damit es dir leichter fällt?

- Welcher Selbstanteil von dir dürfte die Führungskompetenz unterstützen, damit sie ihre Arbeit leichter leisten kann?

Ich werde auf diese Fragen im Kapitel 10 über die Umsetzung im Alltag noch deutlicher eingehen (S. 116).

6.5.4 Ein Experiment für euch

Wenn du eine Gruppe zur Verfügung hast, so ist dieses Experiment noch viel ergiebiger, um deine Führungskompetenz kennenzulernen. Dabei lernst du nicht nur wie du führst, sondern auch ob und wie du dich führen lässt. Die Gruppenleitung sorgt für Musik, das Experiment läuft jeweils für die Länge eines Musikstücks.

Beginnt das Experiment, indem ihr Paare bildet. Sprecht euch ab, wer zuerst führt und wer sich zuerst führen lässt, also folgt. Setzt die Regeln fest für die Führenden: Die Führenden tragen die Verantwortung dafür, dass sich Niemand anstößt, weder an Gegenständen im Raum noch an anderen Teilnehmenden. Die Folgenden schließen die Augen. Während die Musik läuft, wird nicht gesprochen. Nun setzt die Musik ein. Die Folgende bestimmt, wann sie bereit ist, geführt zu werden, indem sie die Hand hochhebt und sie anbietet, so dass sie gefasst werden darf. Solange beide Hände neben dem Körper ruhen, darf die folgende Person nicht angefasst werden, die führende Person wartet. Sobald die folgende, „blinde" Person die Hand hebt, nimmt die führende Person die Hand und führt sie durch diesen Kontakt durch den Raum. Nun zeigt sich dein Stil, wie du führst.

- Führst du tanzend zur Musik?
- Führst du ganz sorgfältig und still am Rande des Geschehens, damit deine dir anvertraute Person auch bestimmt keinen Schaden nimmt?
- Bist du in Verbindung mit der folgenden Person?
- Kannst du wahrnehmen, in welchem Tempo und in welchem Rhythmus diese Person sich bewegen könnte und möchte. Sie sieht nichts, doch sie hört die Musik und sie weiß und nimmt wahr, dass sich noch andere Personen im Raum bewegen.
- Wie nimmst du dich wahr, während der Übung? Atmest du frei? Wie frei oder angespannt fühlen sich deine Schultern an?

Nach einer Weile des Führens, noch bevor die Musik zu Ende ist, bringst du deine dir folgende Person zum Stehen und senkst ihre Hand neben den Körper und lässt sie los. Du lässt sie stehen und schaust dich im Raum um. Da auch deine Kolleginnen und Kollegen ihre Folgenden haben stehen lassen, jedoch nicht alle zeitgleich, kann es sein, dass irgendwo im Raum eine Person mit geschlossenen Augen steht. Sobald diese Person ihre Hand anhebt, signalisiert sie damit die Bereitschaft, erneut geführt zu werden, diesmal von jemand anderem. Und so stellen sich erneut dieselben Fragen:

- Kannst du in deinem Stil führen?
- Musst du dich sehr der folgenden Person anpassen?
- Was braucht es, damit ihr in einen Gleichklang kommt, der vielleicht sogar mit dem Rhythmus der Musik geht? Es geht nicht um Paartanz,

sondern darum, die „blinde“ Person sicher und vielleicht freudvoll durch den Raum zu führen.

Nach einer Weile lässt du auch deine neue Folgende stehen und schaust dich wieder um. So sammelst du im Verlauf des Musikstücks verschiedene Führungserfahrungen.

Aus der Sicht der Folgenden stellen sich sehr ähnliche Fragen:

- Wie geht es dir bei dieser Führung?
- Fällt es dir leicht, dich auf verschiedene Führungsstile einzulassen?
- Wie leicht fällt es dir, die Augen zu schließen und dich der Führung einer Kollegin oder eines Kollegen anzuvertrauen?
- Welche Führungsqualität hat dich am ehesten angesprochen?

Wenn das Musikstück zu Ende ist, kommen alle zum Stehen, die „Blinden“ öffnen die Augen und vielleicht setzt das große Staunen darüber ein, wer denn jetzt neben dir steht. Hättest du diesen Führungsstil dieser Person zugeordnet? Meist findet das große Lachen statt und Freude erfüllt den Raum. Dann wechselt ihr die Rollen und das Experiment beginnt von neuem mit demselben Musikstück.

Am Ende tauscht ihr euch aus. Zuerst zu zweit, dann tragt ihr die Erfahrungen im Plenum zusammen.

- Was hast du erfahren über den Teil in dir, der führt?
- Was hast du erfahren über den Teil in dir, der folgt, der Teil, der Führung akzeptiert? Es ist derselbe Selbstanteil, der die Aufgabe hat zu führen und Führung anzunehmen.

Wir alle führen und wir alle nehmen mehr oder weniger Führung an. Manche von uns leben sehr selbstbestimmt, manche sind in stärkere Strukturen eingebunden. Es ist dein Atem, der dir kundtut, ob die Menge an Führung, sprich an Verantwortung, die du übernimmst, für dich passt. Es ist auch dein Atem, der dir Auskunft gibt, darüber, ob du dich wohl fühlst mit den Obrigkeiten, denen du zu folgen hast.

- Wo gibt es Spielraum?

- Wo gibt es die Möglichkeit, für dich und deinen freien Atem zu entscheiden?

6.6 Die Emotionale Intelligenz – die Kraft deines Herzens

Zellbiologisch ist auch diese Kraft auf der DNA angelegt. Doch diesmal geht es tiefer, es geht um die Entwicklung, die in Gang gesetzt wird, wenn Eizelle und Samenzelle miteinander verschmelzen. Diese Entwicklung geschieht aus sich selbst heraus. Der Mensch braucht nichts dazu zu tun, außer es geschehen zu lassen. Die verschmelzende Ei- und Samenzelle, die sich der Entwicklung hingibt, macht während der Entwicklung viele Erfahrungen. Diese Erfahrungen nimmt die Zelle an, ohne sie zu werten. Sie nimmt die Erfahrungen an, ohne sie zu verstehen. Und sie wird zu dem, was sie ist, zu dem, was sie sein wird, zu dem, was in ihr angelegt ist.

6.6.1 Die daraus entwickelte Kompetenz

Bei der Emotionalen Intelligenz handelt es sich um ein tiefes inneres Wissen, das wir im vollen Umfang mit unserem Verstand nicht zu fassen in der Lage sind. Es ist das Wissen der verschmelzenden Ei- und Samenzelle, das ein neues Leben entstehen lässt. Es ist das Wissen der Entwicklung aus sich selbst. Glaser (1993) nennt es Entelechie. Das Wort stammt aus dem Altgriechischen und bedeutet, sein Ziel (griechisch Telos) in sich zu haben. Das Ziel ist im Samen angelegt, so wie der Schmetterling als Information bereits im Ei vorhanden ist. Auch die Farbe der Tulpe ist in der Zwiebel bereits angelegt. Diese Entwicklung geschieht ohne unser Zutun, in Stille, von außen vielleicht nicht sichtbar. Es ist eine ruhende Kraft, die dieser Entwicklung innewohnt. Gleichzeitig folgt diese Entwicklung einem eigenen Rhythmus.

Während wir uns entwickeln, sammeln wir Erfahrungen. Diese Erfahrungen werden gefühlt. Das Fühlen ordnen wir dem Herzen zu. Wir haben es also mit der Herzkraft zu tun. Die Kraft des Herzens muss nicht verstehen, sie nimmt an, so wie es ist, so wie sie die Entwicklung angenommen hat.

Wir nennen diese Kraft auch Liebe. Nicht romantische Liebe oder an Bedingungen geknüpfte Liebe. Es ist Liebe im Sinne von: Annehmen was ist.

Im Verlauf des Lebens sammeln wir viele Erfahrungen, manche davon fühlen sich gut an, andere nicht, manche sind überaus schmerzhaft, andere von großer Freude. Aus diesem Erfahrungsschatz bildet sich ein individuelles Wertesystem. Um die Emotionale Intelligenz zur Kompetenz zu entwickeln, reflektieren wir unsere Erfahrungen. Wir ordnen ein, was sich gut anfühlt und was sich nicht gut anfühlt. So können wir unsere Gefühle wahrnehmen, sie ernstnehmen, um sie dann als Erfahrungsschatz, als Erfahrungswissen zur Verfügung zu haben. Dieses Wertesystem ist für jedes Individuum einzigartig und nicht zu verwechseln mit dem Wertesystem der Gesellschaft und der Kultur, in der wir leben. Das Wertesystem der Gesellschaft dient der Orientierung in der Gesellschaft. Das persönliche Wertesystem dient der eigenen Führungskompetenz zur Orientierung. Es ist eine der Grundlagen, auf der wir unsere Entscheidungen fällen.

6.6.2 Die darunter liegende Wunderkraft

Die darunter liegende Wunderkraft ist die von Glaser beschriebene Entelechie. Es ist die Entwicklung aus sich selbst heraus. Es ist das tiefe innere Gefühl von „Ich bin, wer ich bin, nicht mehr und nicht weniger". Dieser Zustand, dieses tiefe innere Sein, hat nichts Spektakuläres. Es ist einfach. So wie der Atem. Es atmet ein. Es atmet aus. Es macht eine Atempause. In dieser Pause wird geschöpft. Der neue Einatem wird geschöpft, das neue Leben, ein weiterer Atemzug. Es geschieht. Es geschieht ohne unser Zutun. Um diese Wunderkraft nutzen zu können, lohnt es sich, sich Zeiten zu gönnen, in denen wir dieses Wunder wahrnehmen. Einatem. Ausatem. Atempause. Und dann kommt er wieder. Von neuem kommt der Einatem und schöpft Leben. Und wieder geht er, es atmet aus. Dein Rhythmus. Jetzt. In der Wahrnehmung deines Atems bist du in Verbindung mit dem Wunder deines Lebens und dem Wunder deiner Entwicklung. Der Entwicklung aus dir selbst.

6.6.3 Ein Experiment für dich

Entdecke die Kraft deines Herzens, die Weisheit deiner Emotionalen Intelligenz und mache Gebrauch von deinem Erfahrungsschatz.

Nimm dir Zeit für dich und sorge für einen Platz, an dem du dich sicher und geborgen fühlst. Mach es dir bequem, so dass du entspannen, aber nicht einschlafen kannst. Spüre deinen Untergrund, auf dem du sitzt oder liegst.

- Lenke deine Aufmerksamkeit auf deinen Atem und begleite ihn, wie er in deinen Körper hineinströmt und ihn wieder verlässt. Nimm wahr, ohne zu werten. Spüre, welche Körperteile von deinem Atem bewegt werden. Gib dir und deinem Atem einen Moment Zeit, miteinander in der Ruhe anzukommen.

- Dann lenkst du deine Aufmerksamkeit auf den Raum hinter deinem Brustbein und nimmst wahr, wie viel Raum sich dir hier bietet. Nimm wahr, ohne zu werten. Dein Atem bewegt sich und dich frei und leicht.

- Erinnere dich nun an einen Moment in deinem Leben, in dem du dich mutig gefühlt hast. Vielleicht hast du eine mutige Entscheidung gefällt, vielleicht hast du etwas Neues ausprobiert. Nur du weißt, welche Art von Mut du erlebt hast. Tauche ein in dieses Erleben von Mut. Führe dir vor Augen, was das für eine Situation war und wie du dich dabei gefühlt hast. Erinnere dich mit allen Sinnen. Vielleicht erinnerst du dich an die Kleider, die du trugst oder an das Wetter, das da herrschte. Spüre den Mut in deinem Herzen und nimm wahr, wie dein Atem auf diese Erinnerung reagiert. Sei dir bewusst, welche Erfahrung du durch dieses mutige Erlebnis gemacht hast. Was war das Wertvolle an dieser Erfahrung? Welcher deiner Werte wurde durch diese Erfahrung genährt?

- Löse dich von der Erinnerung des Muts und finde in deiner Erinnerungskiste eine Situation, in der du dich offen gefühlt hast. Manchmal braucht es Mut, sich zu öffnen. Finde eine Erinnerung, in der du deine Offenheit gelebt hast. Vielleicht warst du offen für etwas Neues, oder offen für die Liebe? Hat dich diese Offenheit eine Entscheidung fällen lassen? Tauche ein in diese Erinnerung der Offenheit. Nimm sie mit all deinen Sinnen wahr und genieße die Offenheit deines Herzens. Nimm wahr, wie dein Atem auf das Gefühl der Offenheit reagiert. Mach dir bewusst, welche Erfahrung du durch diese Offenheit gemacht hast. Was war das Wertvolle an dieser Erfahrung? Welcher deiner Werte wurde durch diese Erfahrung genährt?

- Löse dich nun von der Erinnerung der Offenheit und finde eine Erinnerung an einen Moment in deinem Leben, indem du ganz klar warst. Einen Moment, in dem du so klar wusstest, so klar gespürt hast, was ist. Tauche ein in diese Erinnerung und genieße diese Klarheit in dir. Nimm wahr, wie dein Atem auf das Gefühl der Klarheit reagiert. Mach dir bewusst, dass du diese Klarheit jederzeit zur Verfügung hast, denn sie ist eine natürliche Kraft in dir. Mach dir bewusst, was diese Klarheit deiner Wahrnehmung bewirkt hat. Wie hast du darauf reagiert? Wozu hast du sie genutzt? Was war das Wertvolle an dieser Erfahrung? Welcher deiner Werte wurde durch diese Erfahrung genährt?

- Löse dich nun von der Erinnerung der Klarheit und finde eine Erinnerung, in der du die Fülle erlebt hast. Was löst bei dir das Gefühl der Fülle aus? Ist es ein reich gefüllter Teller? Oder öffnet sich dein Herz mit dem Gefühl der Fülle beim Anblick der Tausenden von Blättern an einem Baum? Was bedeutet Fülle für dich? Und vor allem: Wie fühlt sich Fülle für dich an? Tauche mit all deinen Sinnen ein in eine Erinnerung, in der du die Fülle in deinem Herzen gespürt hast und nimm wahr, wie dein Atem auf das Gefühl der Fülle reagiert. Mach dir bewusst, welches Erfahrungswissen dir durch diese Erinnerung zur Verfügung steht.

- Lenke nun deine Aufmerksamkeit wieder in deinen Körper und spüre die Unterlage. Bewege langsam deine Füße und deine Hände, komm in Bewegung und langsam zurück ins Hier und Jetzt. Erinnere dich noch einmal an das Wertvolle deiner Erinnerungen zu den Themen Mut, Offenheit, Klarheit und Fülle. Mach dir bewusst, dass etwas, was dir wertvoll erscheint, einen Wert ausmacht in deinem Leben. Einen Wert, für den es sich lohnt, einzustehen.

7. Das Zusammenspiel deiner sechs Selbstanteile

Beginnen wir auch hier wieder mit einem Blick in die Zellbiologie:

kein Teil einer Körperzelle ist alleine lebensfähig. Weder kann die Zellwand alleine existieren noch das Wasser in der Zelle. Kein Zellkern kann sich reproduzieren, ohne im Verbund mit den anderen Zellteilen zu sein. Genauso verhält es sich mit dem archaischen Inneren Team.

Die sechs Verhaltensformen sind zu verstehen als ein archaisches, ursprünglich in uns angelegtes, Inneres Team. Ein Team mit sechs Mitgliedern. Jedes Team-Mitglied ist für eine andere Aufgabe zuständig und bringt damit seine ihm eigenen Fähigkeiten und Kompetenzen in das Ganze mit ein. Gelingen kann das Ganze jedoch nur, wenn die einzelnen Team-Mitglieder gut zusammenwirken. Das können sie am besten, wenn sie gesund sind und miteinander in Verbindung stehen. Sie brauchen einander, um gesund zu sein. Sie können ihre Kompetenzen nur im Verbund entwickeln und zeigen.

Erinnere dich an die Übung mit der Schnur aus dem Kapitel Grenzverhalten. Um die Zuständigkeit begrenzen zu können, braucht es als Erstes die Wahrnehmung der Grenze. Körper und Atem signalisieren, wann diese erreicht ist. Das Wahrnehmen einer Grenze hat stets mit einem Bedürfnis zu tun. Doch das Wahrnehmen der Grenze reicht nicht. Das Signal, dass du deine Grenze überschritten hast, oder dass jemand deinen Grenzraum verletzt, muss eine Reaktion auslösen. Jedes der fünf anderen Teammitglieder bietet dir eine andere Möglichkeit, um mit der Situation umzugehen:

- Die Emotionale Intelligenz als Meisterin des Annehmens wie es ist, kann die Situation annehmen, wie sie ist.

- Die Kommunikations-Kompetenz kann sich dazu äußern, z.B. die erreichte Grenze kundtun.

- Die Wandlungs-Kompetenz kann eine Veränderung in die Wege leiten.

- Das Vertrauen als Meisterin des Loslassens kann das Leben wirken lassen, bleibt aber voll präsent.

- Die Führungs-Kompetenz hat eine Entscheidung zu fällen. Diese wägt die verschiedenen Möglichkeiten ab und trifft die bestmögliche Entscheidung für dich.

Lass uns das anhand eines einfachen alltäglichen Beispiels anschauen, zum Beispiel Hunger. Du sitzt in deinem Büro, dein Körper signalisiert, dass er das Frühstück verdaut hat und er Mittagessen braucht. Also kommt Bewegung ins Innere Team:

- Das Grenzverhalten sendet das Signal Hunger.

- Die Führungs-Kompetenz entscheidet, die Arbeit zu unterbrechen, aufzustehen und sich um Essen zu kümmern.

- Die Wandlungs-Kompetenz stellt ihre Bewegungs- und Veränderungs-Kraft zur Verfügung, damit der Bürotisch verlassen werden kann.

- Die Emotionale Intelligenz als Hüterin der Erfahrungen, berät bezüglich der Wahl, was, wo und mit wem es zu essen geben soll.

- Die Kommunikations-Kompetenz tritt nach außen und fragt die Bürokollegin, ob sie mitgeht.

- Das Vertrauen kann sich auf deine Entscheidungen verlassen und verlässt getrost den Arbeitsplatz.

Das alles mag dir ein bisschen aufwändig vorkommen und im Alltag sind solche Abläufe automatisiert, das heißt, es handelt sich um ein „innenpolitisches“ Geschehen, das sich routiniert hat. Sich die einzelnen Schritte bewusst zu machen, macht nur dann Sinn, wenn dabei etwas nicht stimmt, wenn die Mittagspause nicht deinem Wohlbefinden dient, wenn dein Atem nicht frei fließen und zu deiner Regeneration beitragen kann. Dann lohnt es sich zu prüfen, an welcher Stelle es einen anderen Impuls braucht. Oder in diesem Fall: Welches der sechs Teammitglieder kommt möglicherweise nicht oder nicht genügend zum Zug? Konkret würdest du dir folgende Fragen stellen können:

- Wurde das Signal des Grenzverhaltens überhört?
- Hat die Führungs-Kompetenz zu lange gewartet, eine klare Entscheidung zu fällen?
- Hat die bewegende Kraft der Wandlungs-Kompetenz gefehlt und du hast deine Lunch-Box am Bürotisch ausgepackt?
- War die Kommunikations-Kompetenz nicht authentisch genug und du hast höflicherweise deine direkte Bürokollegin gefragt, mit dir zu essen, anstatt den Kollegen aus dem Büro nebenan?
- Dadurch hättest du die Erfahrungswerte der Emotionalen Intelligenz übergangen.
- Das Vertrauen hätte in einem dieser Fälle mehr Mühe, entspannt und im Fluss zu bleiben.

8. Die einzelnen Verbindungen

8.1 Was das Grenzverhalten dem Inneren Team zu bieten hat

Das **Grenzverhalten** gibt dem **Vertrauen** ins Leben, dem Leben an sich seinen Platz. Ist diese Verbindung geschwächt, so bekommt die Regeneration zu wenig Raum. Dieser Teil ins uns, der dem Leben vertraut, der sich dem Leben hingibt, der loslässt und sich treiben lässt, braucht den sicheren und geborgenen Raum der klaren Grenzen. Ist dies nicht oder nur bedingt der Fall, dann zeigt sich das im Alltag dadurch, dass wir schwer entspannen, wir schlafen nicht ein und/oder wir schlafen nicht durch. Dadurch fühlen wir uns schlaff, müde, vielleicht sogar erschöpft. Es entwickelt sich Ängstlichkeit und Unsicherheit. Je länger dies andauert, desto mehr wird das Vertrauen ins Leben geschwächt.

Es gibt aber auch den Aspekt des Grenzverhaltens, der klare Grenzen setzt. Werden dem Vertrauen, sprich dem Loslassen und sich Hingeben keine Grenzen gesetzt, so lassen wir uns zu sehr gehen, wir zerfließen. Es ist, als ob das Glas fehlt, in das wir das Wasser gießen möchten. Die Energie geht verloren, wir fühlen uns energielos. Nicht müde oder erschöpft, sondern energielos, schlaff.

Das **Grenzverhalten** gibt der **Einzigartigkeit** ihren Raum. Ist diese Verbindung geschwächt, fühlt sich der Teil in uns, der aussprechen möchte, was er denkt und fühlt, nicht sicher und geborgen. So können wir unser Eigenes nicht nach außen bringen. Wir können unsere Bedürfnisse nicht äußern, die Kommunikation mit unseren Mitmenschen wird erschwert. Die Verbindung zum Gegenüber wird schwach, wir werden einsam und fühlen uns unverstanden. Wir entwickeln Misstrauen und werden möglicherweise zum Außenseiter, wir fühlen uns nicht dazugehörig. Je länger wir das Gefühl der Gemeinschaft vermissen müssen, desto schwieriger wird es, der Gemeinschaft zu vertrauen.

Das Eingebettet-Sein in die Sicherheit und die Geborgenheit der klaren Grenzen hilft uns auch wahrzunehmen, wann es gilt, sich zu zeigen und wann wir uns eher zurückhalten dürfen. Wir spüren, wann es angebracht ist, sich zu positionieren und wann genug geredet ist. Im Alltag zeigt sich eine Schwäche in dieser Verbindung durch Unsicherheit im Kontakt mit anderen Menschen, durch Unverbindlichkeit und durch Probleme in der Kommunikation.

Das **Grenzverhalten** begrenzt die **Wandlungs-Kompetenz**. Ist diese Verbindung geschwächt, so können zu viele Veränderungen unseren Tag und unser Leben so unruhig machen, dass wir nicht mehr zur Ruhe kommen. Dieser Teil in uns, der so lebendig ist wie der Frühling selbst, der voller Entdeckerfreude jede Veränderung begrüßt, der so gerne expandiert und damit die Durchbruchskraft für uns bereithält, dieser Teil braucht sichere Grenzen und Geborgenheit. Er muss gut spüren, wann es genug ist. Spürt er das nicht, so nimmt er womöglich überhand und wir werden zum Gipsy: dauernd unterwegs, immer etwas Neues, alles, nur keine Ruhe. Im Alltag zeigt sich das durch Konzentrationsmangel, durch ein nicht dranbleiben können, wir werden unaufmerksam und zappelig.

Das **Grenzverhalten** gibt der **Emotionalen Intelligenz** und damit dem Herzen, seinen Gefühlen und seinen Erfahrungen sicheren Raum. Ist diese Verbindung geschwächt, entsteht Gefühlsarmut. Dieser Teil in uns, der fühlt, dieser Teil, der für uns die gefühlten Erfahrungen gesammelt hat, der Teil, der sich aus sich selbst entwickelt, der Teil, der annimmt was ist, er braucht Sicherheit, Geborgenheit und klare Grenzen. Er braucht einen klaren Platz in unserem Leben. Bekommen unsere Gefühle und Erfahrungen nicht ihren angemessenen Raum, so fehlt es uns an Empathie. Es fehlt uns an Mitgefühl für uns selbst. Wir tun uns schwer, unsere Geschichte und unsere Entwicklung anzunehmen. Das zeigt sich im Alltag durch wenig

Selbstbewusstsein, wir werten uns selbst ab. Die Folge davon kann sein, dass wir uns aufopfern, wir fühlen grenzenlos für unser Gegenüber anstatt für uns. Es entwickelt sich eine übersteigerte Empathie.

Die eigenen Werte der Emotionalen Intelligenz brauchen aber auch die klaren Grenzen. Wir müssen wissen, dass es sich um unsere eigenen, ganz persönlichen Werte handelt. Ist diese Verbindung geschwächt, kann es sein, dass wir unsere Werte für allgemeingültig erklären. Es kann sich aber auch darin zeigen, dass wir uns und unsere Werte über die Anderen stellen. Dann agieren wir überheblich und werten Andere ab.

Eine weitere Folge einer geschwächten Grenze für unsere Emotionale Intelligenz kann sein, dass unsere Gefühle überfließen. Das zeigt sich im Alltag durch eine übersteigerte Emotionalität.

Das **Grenzverhalten** begrenzt die Verantwortung der **Führungs-Kompetenz**. Dieser Teil in uns, der die Verantwortung für uns und unser Wissen trägt, dieser Teil, der die Entscheidungen fällt und ins Handeln kommt, dieser Teil hat die Macht. Dieser Teil braucht die klare, sichere Grenze, innerhalb der er diese Macht auszuüben hat. Es kann sein, dass für manche unter uns das Wort Macht negativ behaftet ist. Das hat damit zu tun, dass Macht außerhalb der eigenen Grenzen eingesetzt wird. Und genau deswegen ist die Verbindung zum Grenzverhalten so wichtig. Diese Verbindung macht es uns möglich zu spüren, wofür wir in Wirklichkeit verantwortlich sind: für uns und unseren Platz im Leben.

Ist diese Verbindung geschwächt, übernehmen wir Verantwortung, für die wir nicht zuständig sind. Das zeigt sich im Alltag durch Überforderung. Es kann sich aber auch in Machtmissbrauch zeigen, in Fanatismus, Besserwisserei und diktatorischem Verhalten.

Bekommt die Führungs-Kompetenz – sprich die Eigenverantwortung – zu wenig Raum, so zeigt sich das im Alltag durch Entscheidungsschwäche, auch in kleinen Dingen. Wir sind ziellos und agieren womöglich verantwortungslos. Wir tun uns schwer damit, klare Entscheidungen zu treffen und für die Konsequenz dieser Entscheidung dann auch die Verantwortung zu tragen. Wir suchen die Schuld bei anderen und machen die Umstände für unsere Befindlichkeit verantwortlich.

Stehen das Grenzverhalten und die Führungs-Kompetenz nicht in direkter Verbindung, so wird es uns nicht gelingen, unsere Vision auf die Erde zu bringen, an unseren Platz.

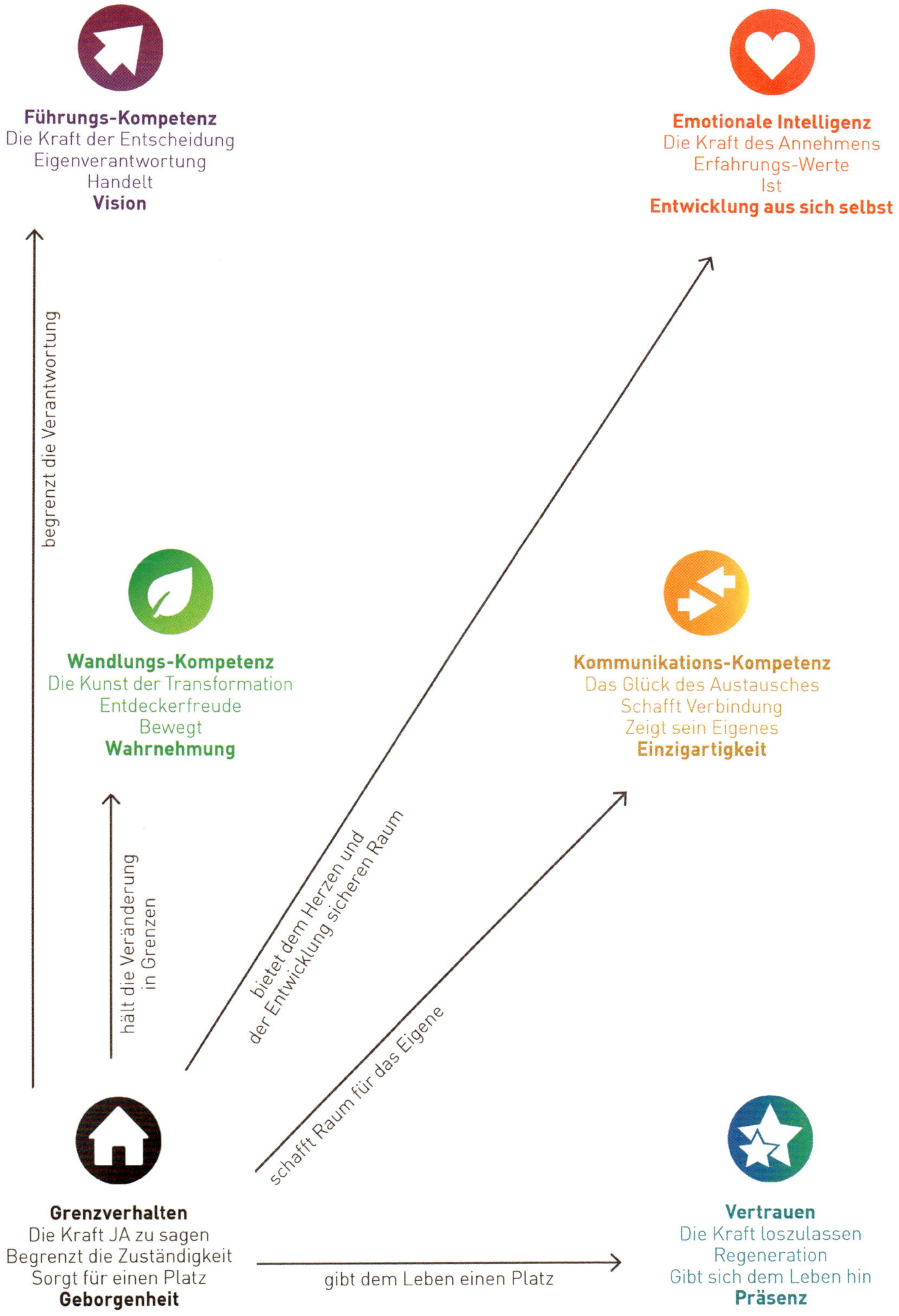

Führungs-Kompetenz
Die Kraft der Entscheidung
Eigenverantwortung
Handelt
Vision

Emotionale Intelligenz
Die Kraft des Annehmens
Erfahrungs-Werte
Ist
Entwicklung aus sich selbst

begrenzt die Verantwortung

Wandlungs-Kompetenz
Die Kunst der Transformation
Entdeckerfreude
Bewegt
Wahrnehmung

Kommunikations-Kompetenz
Das Glück des Austausches
Schafft Verbindung
Zeigt sein Eigenes
Einzigartigkeit

hält die Veränderung in Grenzen

bietet dem Herzen und der Entwicklung sicheren Raum

schafft Raum für das Eigene

Grenzverhalten
Die Kraft JA zu sagen
Begrenzt die Zuständigkeit
Sorgt für einen Platz
Geborgenheit

gibt dem Leben einen Platz

Vertrauen
Die Kraft loszulassen
Regeneration
Gibt sich dem Leben hin
Präsenz

8.2 Was das Vertrauen dem Inneren Team zu bieten hat

Das **Vertrauen** füllt das **Grenzverhalten** mit Leben. Der Teil in uns, der sich dem Leben hingibt, der dem Leben vertraut, der Teil, der immer im Jetzt lebt, dieser Teil gehört an den Ort und den Moment, an dem wir uns jetzt befinden. Es braucht unsere Präsenz, unsere Hingabe an den jetzigen Moment. Nur wenn wir im jetzigen Moment voll präsent sind, fließt die Lebensenergie in vollem Umfang. Die Verbindung zu dieser Lebensenergie ist es, die uns vital fühlen lässt. Ist diese Verbindung geschwächt, fehlt es dem Grenzverhalten an der nötigen Spannkraft. Das zeigt sich im Alltag dadurch, dass unsere Grenzen schlaff sind, wir haben Mühe, unsere Zuständigkeit zu begrenzen. Wir können nicht klar auftreten und unsere Grenzen werden vermutlich missachtet, weil sie nicht klar spürbar sind.

Das **Vertrauen** schenkt der **Wandlungs-Kompetenz** durch den Fluss des Lebens Bewegung und Lebensenergie. Der Teil in uns, der stets auf Neues aus ist, braucht die Verbindung zur Hingabe an das Leben. Er muss sich dem Fluss fügen und erhält dafür gratis und franko Veränderung – Veränderung im Jetzt. Ist diese Verbindung geschwächt, so bekommt die Wandlungskraft zu wenig Nahrung, zu wenig Energie. Unsere Sinne sind nicht offen und unsere Wahrnehmung ist nicht ins Jetzt und nicht nach außen gerichtet. Das zeigt sich im Alltag durch einen Mangel an Entdeckerfreude, an Lebenslust. Die Flexibilität geht verloren, es breiten sich Unlustgefühle aus.

Das **Vertrauen** schenkt der **Kommunikations-Kompetenz** Selbstvertrauen. Der Teil in uns, der mit dem Leben fließt und dabei immer im Jetzt ist, bietet der Kommunikationskompetenz Präsenz – Auftrittspräsenz. Ist diese Verbindung geschwächt, so werden wir womöglich nicht wahrgenommen und nicht gehört. Im Alltag zeigt sich das durch unsicheres Auftreten, durch das Gefühl, nicht zu verstehen und das Gefühl, nicht verstanden zu werden. Dadurch entsteht Misstrauen und wir fühlen uns in Gemeinschaft nicht wohl. Wir haben Mühe, unser Eigenes in die Gemeinschaft einzubringen, wir zeigen uns unverbindlich und tun uns schwer damit, uns auszudrücken und uns in unserer Einzigartigkeit zu zeigen.

Das **Vertrauen** schenkt der **Emotionalen Intelligenz** Wachstum. Dadurch, dass das Vertrauen und die Hingabe an den Fluss des Lebens eins sind, bringt der Lebensfluss uns unweigerlich neue Erfahrungen. Es ist das Vertrauen, das dem Herzen hilft, die Erfahrung anzunehmen, zuerst einmal wertfrei anzunehmen. Diese Erfahrungen füllen unsere Schatzkiste der Emotionalen Intelligenz. Ist diese Verbindung geschwächt, so hadern wir mit unserem Leben. Wir meinen womöglich, es hätte anders sein müssen. Wir versuchen das Rad zurückzudrehen und das nimmt uns die Ruhe und die Gelassenheit. Im Alltag zeigt sich das durch eine Lieblosigkeit im jetzigen Moment, wir hadern mit dem Leben. Wenn wir dem jetzigen Moment lieblos begegnen, ihn nicht aus ganzem Herzen bejahen, können wir nicht unser Bestes geben. Durch die fehlende Offenheit des Herzens vermeiden wir möglicherweise nicht nur die unangenehmen Momente, sondern verpassen auch die Glücksmomente des Daseins.

Das **Vertrauen** schenkt der **Führungs-Kompetenz** die Sicherheit in die eigenen Entscheidungen. Es ermöglicht der Führungs-Kompetenz loszulassen, was nicht zu ändern ist. Gefällte Entscheidungen können im Verlauf des Lebens losgelassen werden, im Wissen darum, dass es weiter geht. Das Vertrauen in den Fluss des Lebens ermuntert die Führungs-Kompetenz neu zu entscheiden, wenn es sich zeigt, dass eine gefällte Entscheidung nicht zu dem gewünschten Resultat führt oder überholt ist. Ist diese Verbindung geschwächt, so tun wir uns schwer damit, Entscheidungen zu fällen. Wir haben Mühe, die Verantwortung für die Konsequenz einer Entscheidung zu tragen. Im Alltag zeigt sich das durch eine Entscheidungsschwäche. Wenn wir nicht entscheiden, entscheidet womöglich jemand anderes für uns, oder es entscheidet das Leben selbst, denn der Fluss des Lebens trägt uns weiter, ob wir wollen oder nicht. Bei einer geschwächten Verbindung zeigt sich im Alltag möglicherweise eine fehlende Verantwortung für nicht gefällte Entscheidungen. Wir schieben „die Schuld“ jemand anderem zu.

Führungs-Kompetenz
Die Kraft der Entscheidung
Eigenverantwortung
Handelt
Vision

Emotionale Intelligenz
Die Kraft des Annehmens
Erfahrungs-Werte
Ist
Entwicklung aus sich selbst

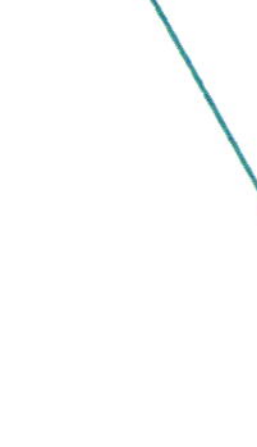

Wandlungs-Kompetenz
Die Kunst der Transformation
Entdeckerfreude
Bewegt
Wahrnehmung

Kommunikations-Kompetenz
Das Glück des Austausches
Schafft Verbindung
Zeigt sein Eigenes
Einzigartigkeit

lässt los was nicht zu ändern ist

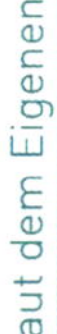

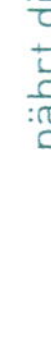

nährt die Veränderung

Grenzverhalten
Die Kraft JA zu sagen
Begrenzt die Zuständigkeit
Sorgt für einen Platz
Geborgenheit

füllt den Raum mit Präsenz

Vertrauen
Die Kraft loszulassen
Regeneration
Gibt sich dem Leben hin
Präsenz

8.3 Was die Wandlungskompetenz dem Inneren Team zu bieten hat

Die **Wandlungs-Kompetenz** hält das **Grenzverhalten** flexibel. Dieser Teil in uns, der stets auf Neues aus ist, auf Veränderung, auf Bewegung, dieser Teil in uns ist es, der unsere Grenzen beweglich hält. So wie die Zellwand elastisch ist und trotzdem klar in der Begrenzung, so hält die Wandlungskraft unser Grenzverhalten elastisch, ohne dass dieses dadurch an Klarheit verliert. Ist diese Verbindung geschwächt, so werden unsere Grenzen starr. Das zeigt sich im Alltag durch einen Mangel an Flexibilität.

Die **Wandlungs-Kompetenz** bietet dem **Vertrauen** Bewegung und Lebendigkeit. Dieser Satz wird verständlich, wenn wir uns vor Augen halten, dass der Teil in uns, der für das Vertrauen zuständig ist, an den Fluss des Lebens gekoppelt ist. Es handelt sich also beim Wort Vertrauen um einen Aspekt des Selbstanteils. Die Wandlungs-Kompetenz ist der Teil in uns, der alle Sinne offen hat, der Teil, der mit Entdeckerfreude unterwegs ist. Er gibt unserem Lebensfluss eine sprudelnde Note. Auch gewinnt das Vertrauen an Kraft durch die offenen Sinne der Wandlungskraft. Wenn wir mit offenen Sinnen wahrnehmen, was ist, so sind wir präsent. Wenn wir mit offenen Sinnen wahrnehmen, was jetzt ist, so haben die Gespenster der Vergangenheit und die Sorgen der Zukunft wenig Kraft. Dadurch gewinnt das Vertrauen.
Ist diese Verbindung geschwächt, so verliert unser Lebensfluss an Dynamik. Das zeigt sich im Alltag durch Stagnation, wir kommen nicht voran.

Die **Wandlungs-Kompetenz** bietet der **Kommunikations-Kompetenz** die Kraft, ihr Eigenes nach außen hin zu bewegen. So gelingt es uns, unsere Art und Weise, unsere Kreativität, unsere Einzigartigkeit in die Gesellschaft einzubringen. Ist diese Verbindung geschwächt, so halten wir unsere Einzigartigkeit und unsere Worte zurück. Wir bringen unser Potenzial nicht zur vollen Entfaltung und zeigen uns nicht in der Art, die uns ausmacht.

Wir sagen nicht, was wir zu sagen haben. Im Alltag zeigt sich dies in einem Mangel an Spontaneität, wir zeigen uns zurückhaltend, vielleicht scheu.

Die **Wandlungs-Kompetenz** lädt die **Führungs-Kompetenz** immer wieder zu neuen Entscheidungen ein. Durch ihre Lust auf Neues und ihre Kraft der Bewegung hält sie auch unsere Führungs-Kompetenz elastisch. Zudem hat die Wandlungs-Kompetenz durch ihre Transformationskraft die Möglichkeit, gespeichertes Wissen der Führungskraft zu verändern. Es ist sozusagen die Instanz in uns, die immer wieder für Updates sorgt. Ist diese Verbindung geschwächt, zeigen wir uns im Alltag stur. Wir halten an Altem fest, verteidigen altes Wissen, zeigen uns besserwisserisch und realitätsfremd.

Die **Wandlungs-Kompetenz** hat einen deutlichen Einfluss auf unsere **Emotionale Intelligenz**. Die offenen Sinne, die offene Wahrnehmung der Wandlungskompetenz führen Informationen zu uns, die Emotionen auslösen. Wir nehmen etwas wahr, das uns bewegt. Es ist die bewegende Kraft der Wandlungskompetenz, die die Emotion zum Herzen hinbewegt. Dadurch ermöglicht sie der Emotionalen Intelligenz, Erfahrungen zu sammeln. Zusätzlich hat die Wandlungskraft die Fähigkeit, Emotionen und Erfahrungen zu transformieren. Ist diese Zusammenarbeit nicht gegeben, so bleiben wir an Schmerzhaftem hängen. Wir verschließen unser Herz und unsere Sinne. Im Alltag zeigt sich das durch eine emotionale Zurückhaltung. Wir haben Mühe mit einem offenen Herzen auf jemanden oder etwas zuzugehen. Der Erfahrungsschatz wird nicht mehr angereichert und unsere Entwicklung dadurch verlangsamt oder gestoppt.

Führungs-Kompetenz
Die Kraft der Entscheidung
Eigenverantwortung
Handelt
Vision

Emotionale Intelligenz
Die Kraft des Annehmens
Erfahrungs-Werte
Ist
Entwicklung aus sich selbst

veranlasst Neu-Entscheidungen

bringt neue Erfahrungen

Wandlungs-Kompetenz
Die Kunst der Transformation
Entdeckerfreude
Bewegt
Wahrnehmung

bewegt das Innere nach außen

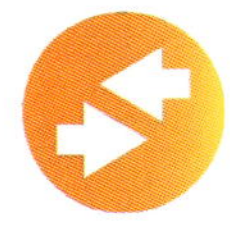

Kommunikations-Kompetenz
Das Glück des Austausches
Schafft Verbindung
Zeigt sein Eigenes
Einzigartigkeit

hält die Grenzen flexibel

bewegt den Fluss des Lebens

Grenzverhalten
Die Kraft JA zu sagen
Begrenzt die Zuständigkeit
Sorgt für einen Platz
Geborgenheit

Vertrauen
Die Kraft loszulassen
Regeneration
Gibt sich dem Leben hin
Präsenz

8.4 Was die Kommunikations-Kompetenz dem Inneren Team zu bieten hat

Die **Kommunikations-Kompetenz** bietet sich dem **Grenzverhalten** als Sprachrohr an. Sie schafft die Verbindung von innen nach außen. Sie bringt die Einzigartigkeit deines Wesens an den Platz, an dem du dich befindest. Nur du kannst in genau dieser Art und Weise deinen Platz füllen und dich so innerhalb deiner Grenzen zum Ausdruck bringen. Ist diese Verbindung geschwächt, verliert deine Position an Authentizität. Das zeigt sich im Alltag dadurch, dass dein Gegenüber Mühe hat, sich zu orientieren, weil deine Reaktionen und Äußerungen nicht authentisch sind. Vielleicht äußerst du zu wenig, vielleicht zu viel, vielleicht nicht echt. Das erschwert die Verständigung und es führt leicht zu Missverständnis und Missbehagen.

Die **Kommunikations-Kompetenz** verbindet sich mit dem **Vertrauen** und dem Fluss des Lebens. Die Aspekte dieses Selbstanteils, die hier zum Zuge kommen, sind die Einzigartigkeit und die Fähigkeit, sich zu verbinden. In diesem Fall sich zu verbinden mit dem Fluss des Lebens. Dadurch entsteht ein JA zum Leben und ein JA zum jetzigen Moment. Ja, sagt die Einzigartigkeit, ich gebe mich dem Leben in der meines Wesens Art und Weise hin. Nur so kann ich mit dem Leben gehen und mit dem Leben wachsen. Ist diese Verbindung geschwächt, verliert das Leben an Bedeutung und der Moment verliert seine Einzigartigkeit. Das zeigt sich im Alltag durch einen Mangel an Daseinsfreude, einen Mangel an Lebensfreude, einen Mangel an der Freude, dass es uns gibt.

Die **Kommunikations-Kompetenz** liefert der **Wandlungs-Kompetenz** das „Material" zur Veränderung, sie schafft die Verbindung von außen nach innen und von innen nach außen. Es ist die Fähigkeit der Diffusion, die es der Zelle ermöglicht, Stoffe von außen aufzunehmen und in transformierter Form wieder zurück nach außen zu leiten. Es geht also nicht nur darum, in einzigartiger Weise nach außen zu treten und uns mitzuteilen, sondern auch darum, in einzigartiger Weise aufzunehmen. Sinneseindrücke, Nahrung, Worte, Musik, alles, was von außen kommt, wird durch den Filter der Einzigartigkeit ins Innere Team gebracht. Das bedeutet, dass wir in unserer eigenen Art und Weise verstehen, transformieren und zum Ausdruck bringen. Ist diese Verbindung geschwächt, muss die Wandlungskompetenz „Material" transformieren, das sie über- oder unterfordert. Die Diffusion liefert zu wenig, zu viel oder nicht in eigener Art und Weise. Die Wandlungs-Kompetenz verliert an Kraft und Lebendigkeit. Das zeigt sich im Alltag durch einen Mangel an Entdeckerfreude. Wir verlieren unsere Spontaneität.

Die **Kommunikations-Kompetenz** verleiht der **Führungs-Kompetenz** Ausdruck. Die Verbindung der Einzigartigkeit mit der Führungs-Kompetenz lässt diese darin klar sein, für wen sie die Verantwortung zu tragen hat, für wen sie die Entscheidungen zu fällen hat. Diese Entscheidungen kann sie mit Hilfe der Kommunikations-Kompetenz in ihrer eigenen Art und Weise äußern und zum Ausdruck bringen, wir zeigen uns in unserer Einzigartigkeit. Es ist auch die Einzigartigkeit der Kommunikations-Kompetenz, die die Führungsqualität ausmacht, wenn es darum geht, Verantwortung für einen Prozess oder eine Gruppe zu übernehmen.
Ist diese Verbindung geschwächt, so treten wir nicht authentisch auf.

Die **Kommunikations-Kompetenz** bietet der **Emotionalen Intelligenz** an, ihre Gefühle zum Ausdruck zu bringen. Um dies in adäquater, situationsgerechter Art und Weise tun zu können, hält sie die Verbindung zum Grenzverhalten wach. Ebenso wartet sie auf die Entscheidung der Führungskompetenz, ob und wann die Gefühle und die Erfahrungen geäußert werden können. Sind diese Verbindungen nicht intakt, so kann es sein, dass wir „das Herz auf der Zunge tragen". Das führt im Alltag zu unangenehmen Situationen, in denen wir unser Gegenüber womöglich überfordern und uns rückwirkend nicht verstanden fühlen. Ist die Verbindung zwischen Kommunikations-Kompetenz und Emotionaler Intelligenz geschwächt, so zeigt sich das dadurch, dass wir unsere Emotionen nicht äußern. Das führt im Alltag zu Missverständnissen und Verletzungen, weil sich unser Gegenüber nicht orientieren kann.

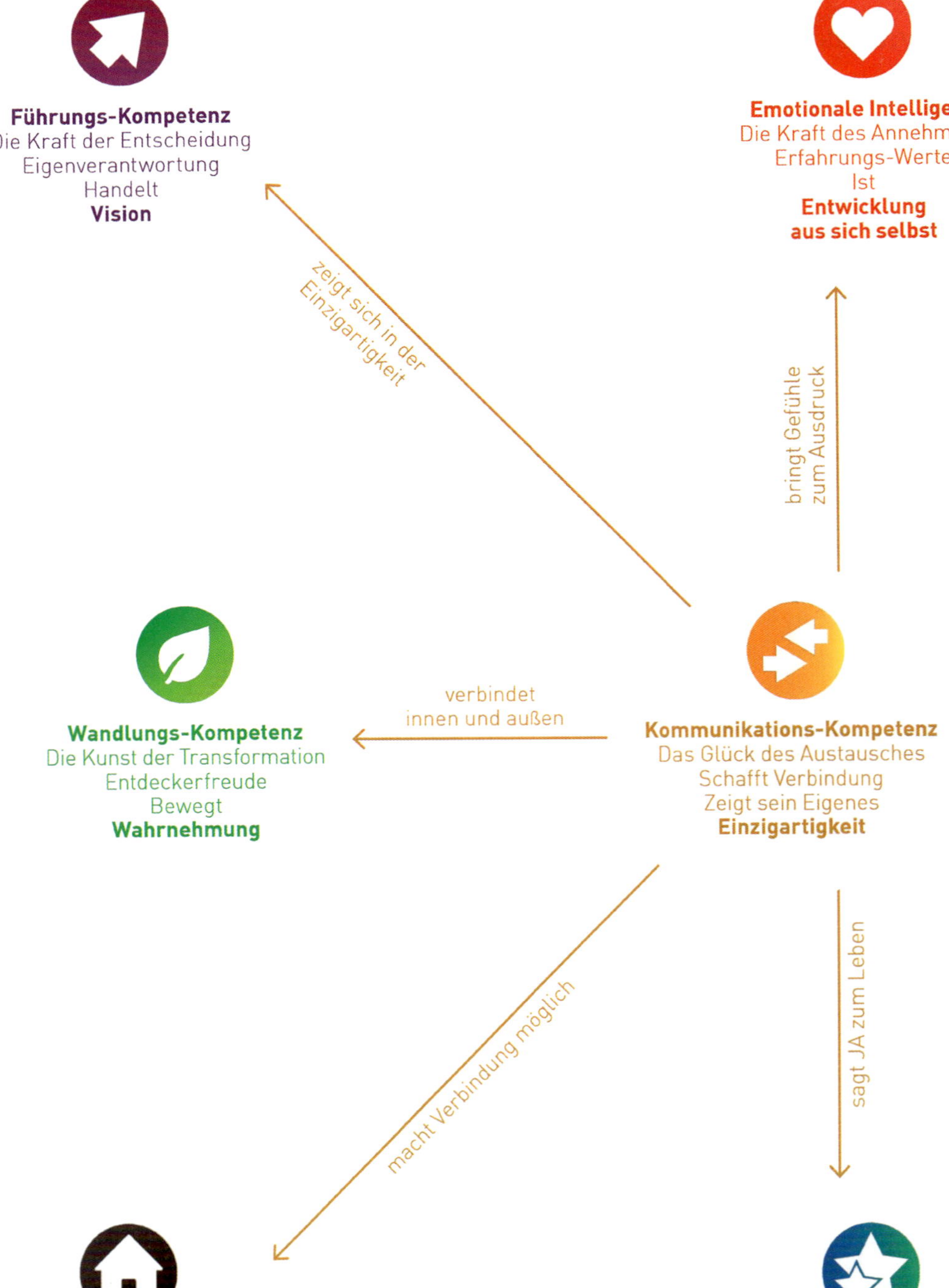
Führungs-Kompetenz
Die Kraft der Entscheidung
Eigenverantwortung
Handelt
Vision
Emotionale Intelligenz
Die Kraft des Annehmens
Erfahrungs-Werte
Ist
Entwicklung
aus sich selbst
zeigt sich in der
Einzigartigkeit
bringt Gefühle
zum Ausdruck
Wandlungs-Kompetenz
Die Kunst der Transformation
Entdeckerfreude
Bewegt
Wahrnehmung
verbindet
innen und außen
Kommunikations-Kompetenz
Das Glück des Austausches
Schafft Verbindung
Zeigt sein Eigenes
Einzigartigkeit
macht Verbindung möglich
sagt JA zum Leben
Grenzverhalten
Die Kraft JA zu sagen
Begrenzt die Zuständigkeit
Sorgt für einen Platz
Geborgenheit
Vertrauen
Die Kraft loszulassen
Regeneration
Gibt sich dem Leben hin
Präsenz

8.5 Was die Führungs-Kompetenz dem Inneren Team zu bieten hat

Die **Führungs-Kompetenz** bietet dem **Grenzverhalten** die Berechtigung, seine Zuständigkeit zu begrenzen. Durch die Verbindung zum Grenzverhalten handelt die Führungskompetenz innerhalb der eigenen Zuständigkeit. Es ist die Aufgabe des Zellkerns, sein Wissen, seine DNA der eigenen Zelle zur Verfügung zu stellen. So spürt die Zellwand ihre Wichtigkeit bei der Aufgabe, die Grenze der Zelle aufrecht zu erhalten. Das Zellmodell zeigt, dass wir in Wirklichkeit nur Entscheidungen für uns selbst treffen können. Ist diese Verbindung geschwächt, so haben wir Mühe, unsere Zuständigkeit zu begrenzen und es fällt uns schwer, die volle Verantwortung für unsere Bedürfnisse zu übernehmen. Das zeigt sich im Alltag dadurch, dass wir uns und unsere Grenzen übergehen. Die Folge davon ist Erschöpfung.

Es ist jedoch so, dass keine Zelle alleine dasteht. Manche von uns üben Berufe aus, in denen wir Verantwortung für die uns anvertrauten Kinder oder Menschen übernehmen, die nicht in der Lage sind, für sich zu sorgen. Dann bietet die Führungs-Kompetenz dem Grenzverhalten die Information, dass sie für eine begrenzte Zeit eine erweiterte Zuständigkeit hat. Die Führungs-Kompetenz übernimmt die Verantwortung für die eigene Existenz, jedoch nicht für die Existenz derer, für die sie vorübergehend die Verantwortung übernimmt. Es handelt sich bei Fremd-Verantwortung immer um eine Teil-Verantwortung. Ist diese Verbindung geschwächt, so tendieren wir dazu, mehr Verantwortung zu übernehmen, als uns zusteht. Oder wir vernachlässigen die Verantwortung, die wir eigentlich zu übernehmen hätten, nämlich die für uns selbst.

Die **Führungs-Kompetenz** bietet dem **Vertrauen** klare Entscheidungen, die den Fluss des Lebens begünstigen. So kann sich das Vertrauen getrost dem Leben hingeben. Ist diese Verbindung geschwächt, so fällt es schwer loszulassen. Es fällt schwer, weiterzugehen, wenn der Zeitpunkt gekommen ist. Das zeigt sich im Alltag dadurch, dass wir festhalten. Das kann etwas Kleines sein, zum Beispiel können wir den Zeitpunkt verpassen, den Fernseher auszuschalten und Richtung Bett weiterzugehen. Es kann aber auch etwas Großes sein, wenn wir den Zeitpunkt verpassen, ein Kind loszulassen, weil es inzwischen erwachsen geworden ist. Oder wir verpassen den Zeitpunkt, eine Arbeitsstelle zu wechseln, obwohl sich die Bedingungen verändert haben und wir uns dort nicht mehr wohl fühlen oder nicht genügend entfalten können.

Die **Führungs-Kompetenz** gibt der **Wandlungs-Kompetenz** eine klare Richtung. Die Wandlungskompetenz strebt stets nach Neuem. Wird diese Entdeckerfreude in eine Richtung gelenkt, entsteht Vorwärtsschub, echte Durchschlagskraft. Ist diese Verbindung geschwächt, so wird die Bewegungskraft nicht kanalisiert und das Neue verliert an Umsetzungskraft, wir verzetteln uns.

Die **Führungs-Kompetenz** übernimmt die Verantwortung für die Einzigartigkeit der **Kommunikations-Kompetenz**. Die Führungs-Kompetenz entscheidet, wann gesprochen wird und wann wir schweigen, sie entscheidet, ob und wie viel wir von unserem Eigenen in die Gemeinschaft einbringen. Das tut sie, weil sie die Verantwortung für unsere Art trägt. Das heißt, sie entscheidet umsichtig, unserer Art und Weise entsprechend, so dass wir die Konsequenzen unserer Äußerungen auch gut tragen können. Die Führungs-Kompetenz entscheidet dies anhand der Rolle, in der wir uns befinden. Anders als das Grenzverhalten, das den sicheren Raum herstellt, in dem wir uns bewegen, definiert die Führungs-Kompetenz den Raum, bzw. den Platz oder die Rolle. Ist diese Verbindung geschwächt, so ist unser Auftreten unangepasst. Wir äußern und zeigen uns nicht der Position angepasst, in der wir uns befinden. Das könnte zum Beispiel bedeuten, dass wir im Büro radikale, politische Meinungen vertreten oder uns zu intimen Vorlieben äußern.

Die **Führungs-Kompetenz** bietet der **Emotionalen Intelligenz** an, Entscheidungen zu fällen, die ihre Herzensanliegen miteinbeziehen. Der Aspekt der Führungs-Kompetenz, der den Verstand beinhaltet, bietet der Emotionalen Intelligenz an, die gemachten Erfahrungen zu reflektieren und sie einzuordnen. Bei dieser Gelegenheit gleicht sie die gefühlten Erfahrungen ab mit dem geerbten Wissen und den Werten, die die Gesellschaft vorgibt. So hat die Emotionale Intelligenz die Möglichkeit, eigene, echte Werte zu bilden, die auf eigenen Erfahrungen basieren. Sie wird darin bestärkt, sobald die Führungs-Kompetenz sich für die eigenen Werte entscheidet und dafür Verantwortung übernimmt. Das ist nicht immer leicht, vor allem dann nicht, wenn die eigenen Werte nicht mit den Werten der Umgebung übereinstimmen. Ist die Verbindung zwischen Führungs-Kompetenz und Emotionaler Intelligenz geschwächt, so fühlen wir uns in unseren Gefühlen und Werten von uns selber nicht ernstgenommen. Das zeigt sich im Alltag dadurch, dass auch andere unsere Werte nicht ernstnehmen können. Das hat möglichweise zur Folge, dass auch wir die Werte unseres Gegenübers nicht ernstnehmen.

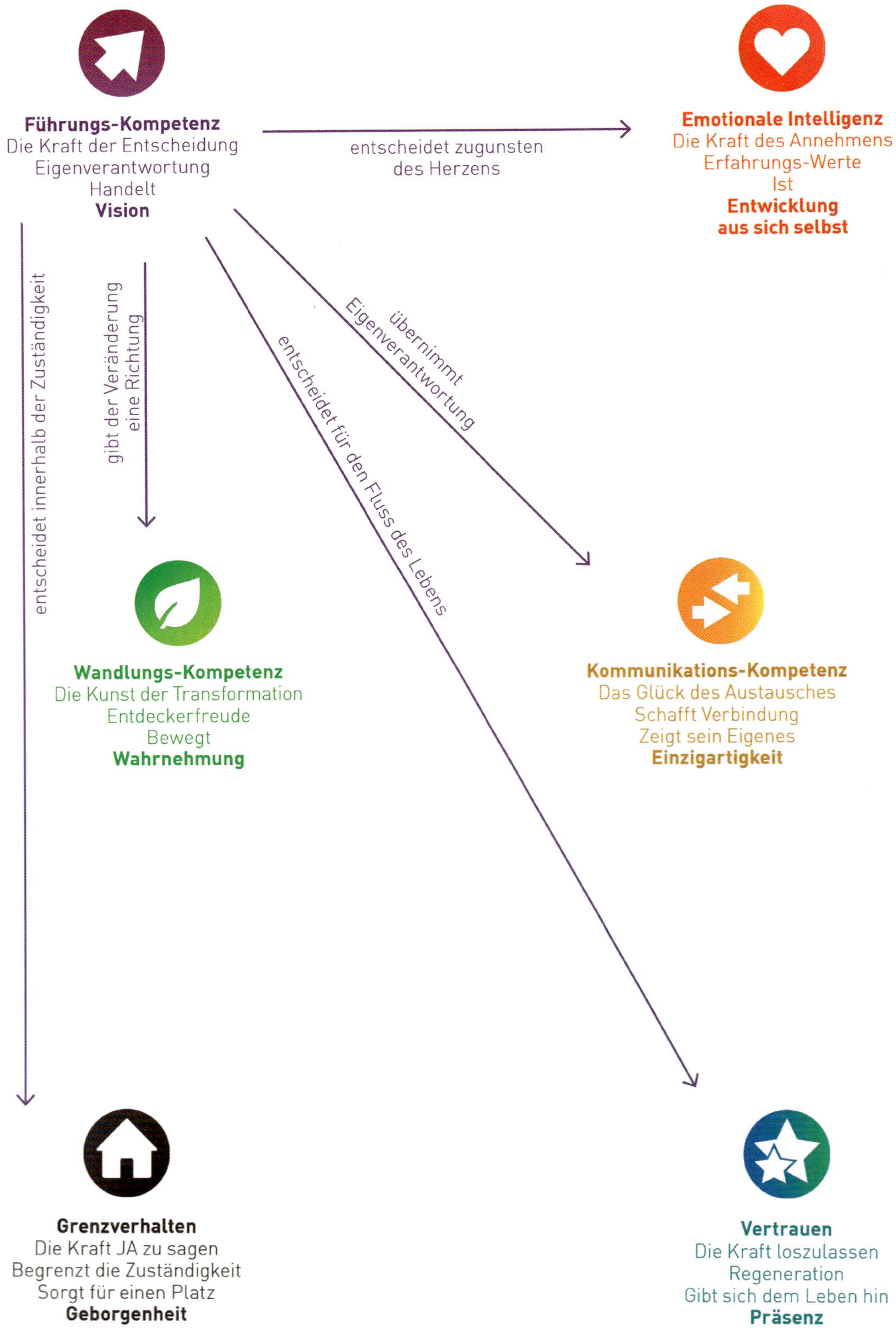

Führungs-Kompetenz
Die Kraft der Entscheidung
Eigenverantwortung
Handelt
Vision

entscheidet zugunsten
des Herzens

Emotionale Intelligenz
Die Kraft des Annehmens
Erfahrungs-Werte
Ist
Entwicklung
aus sich selbst

entscheidet innerhalb der Zuständigkeit

gibt der Veränderung
eine Richtung

entscheidet für den Fluss des Lebens

übernimmt
Eigenverantwortung

Wandlungs-Kompetenz
Die Kunst der Transformation
Entdeckerfreude
Bewegt
Wahrnehmung

Kommunikations-Kompetenz
Das Glück des Austausches
Schafft Verbindung
Zeigt sein Eigenes
Einzigartigkeit

Grenzverhalten
Die Kraft JA zu sagen
Begrenzt die Zuständigkeit
Sorgt für einen Platz
Geborgenheit

Vertrauen
Die Kraft loszulassen
Regeneration
Gibt sich dem Leben hin
Präsenz

8.6 Was die Emotionalen Intelligenz dem Inneren Team zu bieten hat

Die **Emotionale Intelligenz** füllt unser **Grenzverhalten**, unseren Platz mit unserem Sein, mit unserem Dasein. Wir reden dann von Daseins-Berechtigung, obwohl wir keine Berechtigung brauchen, um zu sein. Es füllt den Platz mit unseren Erfahrungen, mit unserer Liebe, mit unserer Dankbarkeit für das Leben, mit unseren Werten. So weiß das Grenzverhalten, für welche Werte es einzustehen gilt. Dieser Platz, an dem wir uns befinden, füllt sich im Verlauf des Lebens mit immer mehr gemachten Erfahrungen. Diese Erfahrungen prägen unser Grenzverhalten. Ist diese Verbindung geschwächt, so spüren wir vielleicht einen Mangel an Daseinsberechtigung. Es fehlt uns an der Selbstverständlichkeit der Tatsache, dass es uns gibt. Das zeigt sich im Alltag durch unsicheres Auftreten. Es fehlt dieses selbstverständliche Gespür für meine Grenzen und dadurch auch für die Grenzen meines Gegenübers. Der natürliche Umgang mit Nähe und Distanz ist gestört. Empathie fällt schwer.

Die **Emotionale Intelligenz** schenkt dem **Vertrauen** Kraft durch ihre Fähigkeit, den Moment, das JETZT anzunehmen. Dadurch, dass die Emotionale Intelligenz in ihrer Essenz annimmt, ohne zu werten, nimmt sie auch an, was der Fluss des Lebens mit sich bringt. Es ist die Liebe und die Dankbarkeit zum Leben an sich. Der Herz-Raum hat als einzige Aufgabe, zu fühlen, was das Leben bringt. Das erleichtert den Lebensfluss und stärkt das Vertrauen, weil wir ganz genau spüren, ob das, was das Leben gerade bereithält, etwas ist, was wir annehmen möchten oder nicht. Ist diese Verbindung geschwächt, so verliert die Hingabe ans Leben ihre Freude. Wir werden kritisch dem gegenüber, was uns das Leben bringt, und wir verlieren an Offenheit. Das zeigt sich im Alltag durch verstärktes kritisches Denken bis hin zum Grübeln. Das wiederum schwächt die Schlafqualität, die Regeneration und die Empfängnisbereitschaft des weiblichen Körpers.

Die **Emotionale Intelligenz** schenkt der **Kommunikations-Kompetenz** die Fähigkeit, sich empathisch auszudrücken. Sie schenkt unserer Einzigartigkeit die bedingungslose Annahme. Wir sprechen dann von Selbstliebe. Liebe im Sinne von Annehmen was ist, ohne es zu bewerten. Je mehr wir uns selbst so annehmen können, wie wir sind, desto leichter fällt es uns auch, andere so zu nehmen, oder so zu lassen, wie sie sind. Dies drückt sich in unserer Gestik und in unserer verbalen Kommunikation aus. Das ist für unser Gegenüber spürbar. Dies wiederum kann die Verbindung und dadurch die Verständigung miteinander erleichtern. Ist diese Verbindung geschwächt, so zeigt sich das in einer gefühlsarmen Kommunikation mit einem Mangel an Empathie.

Die **Emotionale Intelligenz** schenkt der **Wandlungs-Kompetenz** Kraft dadurch, dass sie die Veränderungen annimmt. Das ermuntert die Entdeckerfreude in der Wandlungskompetenz, auch „Fehler“ zu machen und immer wieder neu auszuprobieren, zu transformieren und nochmals neu zu versuchen. Ist diese Verbindung geschwächt, so werden wir zögerlich und die Freude am Neuen verliert an Kraft, die Entdeckerfreude verliert ihren jugendlichen Schwung und den Mut, Neues auszuprobieren. Das zeigt sich im Alltag in einem Mangel an Lebenslust, einem Mangel an Vorwärtsdrang. Wir haben keine Lust auf Neues, wirken unlustig, träge bis hin zu depressiv verstimmt.

Die **Emotionale Intelligenz** berät die **Führungs-Kompetenz** auf Grund ihrer Erfahrungswerte. Mit Hilfe der gefühlten Erfahrungen bildet die Emotionale Intelligenz ihr eigenes Wertesystem. Sie spürt, was ihr wertvoll erscheint auf Grund dessen, was sich wohl anfühlt. Mit den Jahren sammelt die Emotionale Intelligenz Lebenserfahrung und bildet damit ihre eigene Weisheit. Mit diesen Werten und dieser Weisheit stellt sie sich der Führungs-Kompetenz als Beraterin zur Verfügung. Ist diese Verbindung geschwächt, so entscheiden wir möglicherweise herzlos uns selbst gegenüber. Wir fällen Entscheidungen, die nur vom Verstand hergeführt werden, sogenannte vernünftige Entscheidungen. Wenn wir aber gegen unser Herz entscheiden, entscheiden wir gegen unsere gefühlten Werte. Wir orientieren uns dann an Sachwerten und vergessen dabei möglicherweise unsere wahren Herzensanliegen. Das zeigt sich im Alltag dadurch, dass wir uns und unsere Werte übergehen. Wir verlieren die Freude an dem, was wir tun und beginnen mehr und mehr damit, zu funktionieren, anstatt zu leben.

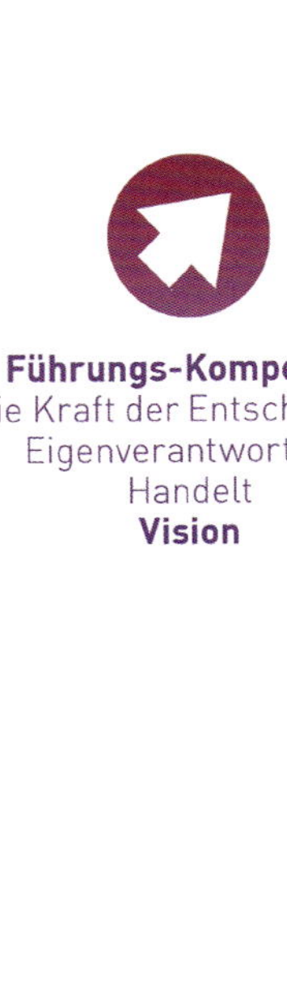

Führungs-Kompetenz
Die Kraft der Entscheidung
Eigenverantwortung
Handelt
Vision

berät aufgrund von Erfahrungswerten

Emotionale Intelligenz
Die Kraft des Annehmens
Erfahrungs-Werte
Ist
Entwicklung aus sich selbst

nimmt die Veränderung an

Daseins-„Berechtigung“

nimmt die Einzigartigkeit an

nimmt das JETZT an

Wandlungs-Kompetenz
Die Kunst der Transformation
Entdeckerfreude
Bewegt
Wahrnehmung

Kommunikations-Kompetenz
Das Glück des Austausches
Schafft Verbindung
Zeigt sein Eigenes
Einzigartigkeit

Grenzverhalten
Die Kraft JA zu sagen
Begrenzt die Zuständigkeit
Sorgt für einen Platz
Geborgenheit

Vertrauen
Die Kraft loszulassen
Regeneration
Gibt sich dem Leben hin
Präsenz

9. Die drei Ebenen – die drei Atem-Ebenen

In den obigen Kapiteln habe ich jeweils die Verbindung von einem Selbstanteil zu einem weiteren Selbstanteil beschrieben. Des Weiteren bin ich auf mögliche Störungen eingegangen, wenn diese Verbindung gestört ist. Jede geschwächte Verbindung schwächt einen Selbstanteil. Es versteht sich von selbst, dass der geschwächte Selbstanteil seinerseits eine Verbindung zu einem weiteren Selbstanteil schwächt. Es gleicht einem Mobile: Ist eine Verbindung geschwächt, so hat dies Einfluss auf alle anderen Verbindungen.
Es ist hilfreich zu verstehen, dass immer zwei dieser Teile in ganz besonderer Weise zusammenarbeiten und damit eine Ebene des Mobiles bilden. Es ist jeweils der Yin- und der Yang-Teil einer Ebene, die zusammen ein Ganzes bilden. Wir haben somit drei Ebenen, die jede für sich für verschiedene Bereiche zuständig sind: die Basis für die Existenz, die Mitte für das Miteinander, die obere Ebene für das Geistige. Die Ebenen bauen aufeinander auf.

9.1 Die Basis – die Existenz

Grenzverhalten und Vertrauen bilden die beiden Basisteile. Sie sorgen dafür, dass du deinen Platz bekommst und ihn mit deiner Präsenz füllst.

Es handelt sich bei der Basis um die Sicherung der Existenz, um die lebensnotwendigen Bedürfnisse wie Essen, Trinken, Schlafen, Sexualität, ein Zuhause, ein Einkommen. Sind diese Bedürfnisse nicht befriedigt, ist es schwierig, sich um Selbstentfaltung zu kümmern.

Körperlich sind diese Teile im Becken angelegt. Mit jedem tiefen Atemzug verbindet sich deine Wesenskraft mit der Kraft der Existenz, mit der Wurzel des irdischen Daseins. Haben wir über unseren Atem Zugang zu unserer Basis, so haben wir Zugang zum Ur-Vertrauen auf der einen Seite und zum Vertrauen in die eigene Vitalität auf der anderen Seite.

Als Säugling, Kleinkind oder Kind sind wir nicht in der Lage, unsere Existenz selbst zu sichern. Wir sind abhängig von der Umgebung, in der wir aufwachsen. Entsprechend dieser Umgebung prägen sich diese Basisteile unseres Selbst.

9.2 Die Mitte – das Miteinander

Echtes Miteinander geschieht auf der Seelenebene. Doch was ist Seele? Seele ist Atem. Seele ist Wesen. Nach Auffassung der alten Griechen gilt das Zwerchfell als Sitz der Seele. Beim Zwerchfell handelt es sich um unseren Haupt-Atemmuskel. Es liegt in der Mitte des Rumpfes und setzt sich beim ersten Atemzug in Bewegung und beendet seine Bewegung beim letzten Atemzug. Schwingt das Zwerchfell in der Mitte des Leibes frei, schwingt die Seele frei und hat mit jedem Atemzug Zugang zur Basis und zur Führungsebene.

Wir haben es also auf der mittleren Ebene mit der Seelenebene zu tun, mit unserer Wesensart. Wandlungs-Kompetenz und Kommunikations-Kompetenz zeigen die Art und Weise, mit der wir mit der Außenwelt und unseren Mitmenschen in Verbindung treten. Auf der einen Seite dieser Verbindung haben wir die Einzigartigkeit unseres Wesens, das mit der Kraft der Bewegung nach außen gebracht werden kann. Auf der anderen Seite ist es die Kunst der Transformation, die durch die Einzigartigkeit, in der wir die Welt wahrnehmen, beeinflusst wird.

Die Basis, das existenzielle Umfeld, in dem wir großwerden, hat Einfluss darauf, ob und wie wir unsere Entdeckerfreude und unsere Wesensart leben und ausleben können. Es ist die Einzigartigkeit unseres Wesens, die bestimmt, wie wir mit den Bedingungen unserer Existenz umgehen und wie uns diese prägen. Wenn wir uns zum Beispiel eine Familie mit vier Kindern anschauen, so wird jedes Kind auf seine Weise einen Umgang mit den Eltern, den Umständen und den Geschwistern finden. Jedes Kind wird aufgrund seiner Anlagen und Talente andere Innere Teammitglieder bevorzugt einsetzen und sich dadurch zu dem Individuum entwickeln, dem wir als Erwachsene begegnen.

9.3 Die obere Ebene – das Geistige und der Zugang zur Transzendenz

Führungs-Kompetenz und Emotionale Intelligenz bilden das Paar auf der oberen Ebene. Körperlich angelegt sind sie in den Schulterräumen und beherbergen je einen Lungenflügel. Diese Kompetenzen entwickeln sich erst im Verlaufe des Lebens zur vollen Blüte. Als Kinder können wir nur bedingt selbst entscheiden und tragen daher auch nur bedingt Verantwortung. Auch ist unser Erfahrungsschatz erst gerade dabei, sich zu bilden.

Auf der einen Seite dieser oberen Ebene haben wir das Wissen, den Verstand und den Zugang zu unserer Vision. Auf der anderen Seite liegen unsere gesammelten Erfahrungen mit dem ihnen innewohnenden Erfahrungswissen. Mit diesem Erfahrungswissen berät die Emotionale Intelligenz die Führungs-Kompetenz. Diese sorgt mit ihren Entscheidungen dafür, dass die Herzensanliegen in die Entscheidungen mit einbezogen werden.

Den Zugang zur Transzendenz können wir uns vielleicht am leichtesten so vorstellen: wenn wir nicht entscheiden, entscheidet das Leben für uns. Doch auch wenn wir entscheiden, entscheidet das Leben mit. Es ist, als gäbe es außerhalb unserer Führungs-Kompetenz noch eine höhere Führungsebene. Eine Führungsebene, die wir mit unserem Verstand nicht voll erfassen können. Wir sprechen dann von Fügung oder von Zufall. Auch die Weisheit der Emotionalen Intelligenz hat eine höhere Ebene. Es handelt sich hierbei um ein tiefes inneres Wissen, ein Wissen, das die Entwicklung des Lebens von Beginn an in sich trägt. Es ist, als würden wir schon einen Erfahrungsschatz in uns tragen, wenn wir zur Welt kommen.

Um die Kompetenzen der oberen Ebene und den Zugang zur Transzendenz zur vollen Blüte zu entwickeln, braucht es Bewusstwerdung. Irgendwann im Verlauf des Erwachsenwerdens beginnen wir zu reflektieren. Wir beschäftigen uns mit den Fragen des Lebens, vergleichen unsere Wahrheiten mit den Wahrheiten der Eltern, der Lehrer, der Vorbilder, der Bücher und finden unsere eigene Wahrheit. Wir schauen auf unsere Entwicklung zurück und werden uns bewusst, wie wir zu der Person geworden sind, die wir heute sind. Manche Menschen beginnen jung mit diesem Prozess, manche Menschen zwingt das Schicksal dazu, zu erwachen und die volle Verantwortung für das eigene Leben zu übernehmen.

9.4 Der Einfluss der Ebenen untereinander

Erste Priorität hat für uns Menschen die Sicherung der Existenz. Wir brauchen Sicherheit, Geborgenheit, Wärme, Nahrung und gesunden Schlaf, damit wir uns gesund entwickeln können. Wenn wir auf die Welt kommen, können wir uns diese Basis nicht selbst geben. Wir sind davon abhängig, dass das Umfeld, in das wir geboren werden, uns diese Basis zur Verfügung stellt. Je gesünder die existenzielle Basis ist, in der wir groß werden, desto gesünder entwickeln wir in uns selbst gesunde Basis-Anteile.

Eine gesicherte Basis ermöglicht eine freie Entwicklung der Einzigartigkeit und eine gesunde Entdeckerfreude. Dies wiederum füllt den Erfahrungsschatz und lädt die Führungs-Kompetenz ein, Entscheidungen zu fällen, die wiederum die Basis beeinflussen.

Ist die Basis nicht gesichert, braucht es Entscheidungen und Handlungen aus der Führungsebene. Die Führungsebene und die Basis haben als gemeinsame Bestrebung das Wohlbefinden und die freie Entfaltung der Mitte. Das Hauptanliegen der Basis und der Führungsebene ist das Wohlbefinden des Menschen, die Gesundheit der Seele. Sichtbar wird der Grad des Wohlbefindens über den Zustand des Atems. Befindet sich der Mensch wohl, schwingt das Zwerchfell frei und wir haben über unseren Atem Zugang zu all unseren Selbstanteilen. Damit haben wir Zugang zu unseren Ressourcen. Unsere Ressourcen sind so angelegt, dass wir jeder Herausforderung des Lebens etwas entgegenzuhalten haben. Alle Entscheidungen haben also das Ziel, den Atem – heißt das Leben – frei schwingen zu lassen. Dieser freie Atem verbindet alle Selbstanteile miteinander. Die Ebenen wirken also alle aufeinander ein und tragen so zum Gelingen des Ganzen bei. Die Komplexität dieses aufeinander Wirkens wird in der folgenden Grafik dargestellt.

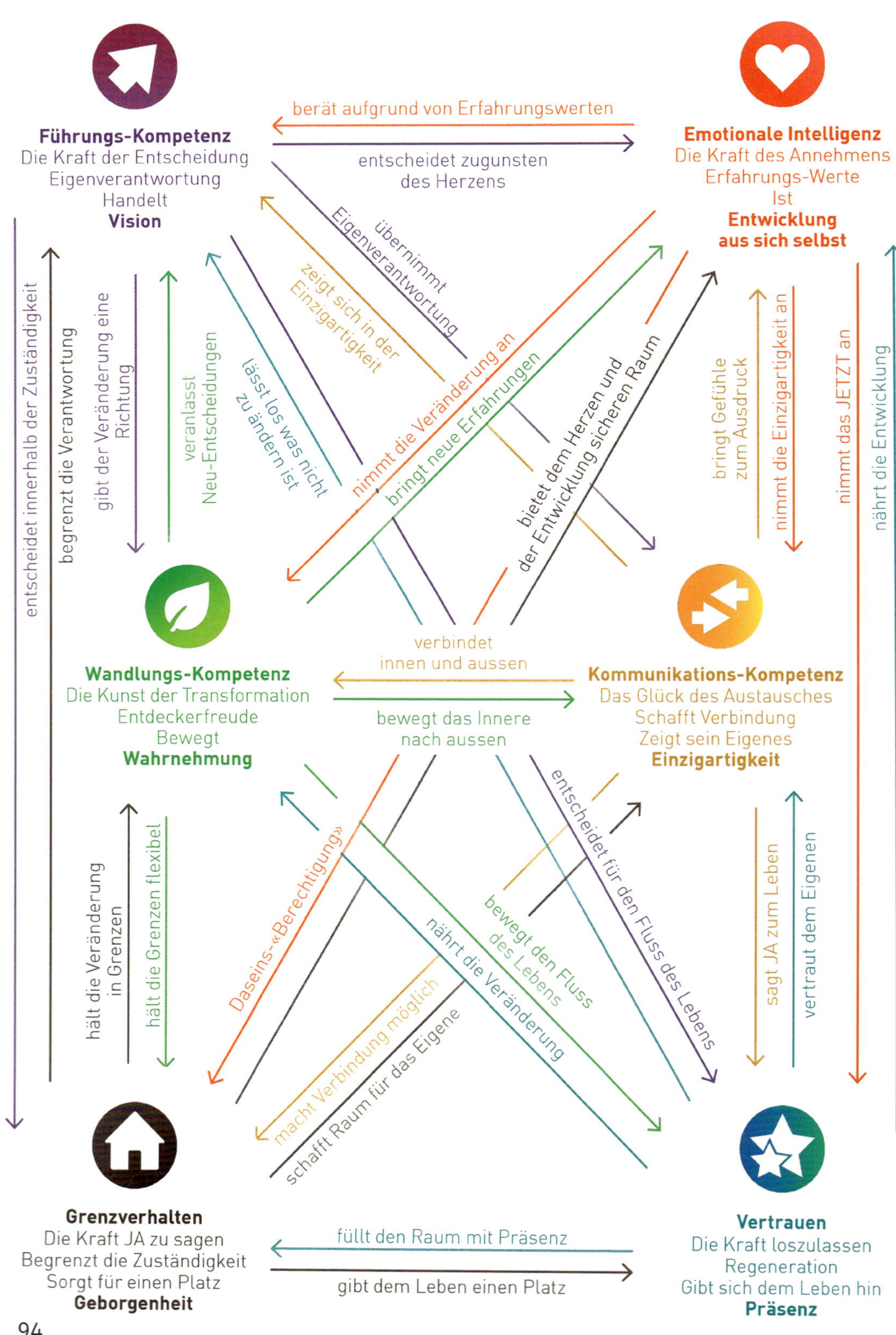
Führungs-Kompetenz
Die Kraft der Entscheidung
Eigenverantwortung
Handelt
Vision
Emotionale Intelligenz
Die Kraft des Annehmens
Erfahrungs-Werte
Ist
Entwicklung
aus sich selbst
berät aufgrund von Erfahrungswerten
entscheidet zugunsten
des Herzens
übernimmt
Eigenverantwortung
zeigt sich in der
Einzigartigkeit
lässt los was nicht
zu ändern ist
nimmt die Veränderung an
bringt neue Erfahrungen
bietet dem Herzen und
der Entwicklung sicheren Raum
entscheidet innerhalb der Zuständigkeit
begrenzt die Verantwortung
gibt der Veränderung eine
Richtung
veranlasst
Neu-Entscheidungen
bringt Gefühle
zum Ausdruck
nimmt die Einzigartigkeit an
nimmt das JETZT an
nährt die Entwicklung
Wandlungs-Kompetenz
Die Kunst der Transformation
Entdeckerfreude
Bewegt
Wahrnehmung
verbindet
innen und aussen
bewegt das Innere
nach aussen
Kommunikations-Kompetenz
Das Glück des Austausches
Schafft Verbindung
Zeigt sein Eigenes
Einzigartigkeit
hält die Veränderung
in Grenzen
hält die Grenzen flexibel
Daseins-«Berechtigung»
nährt die Veränderung
bewegt den Fluss
des Lebens
entscheidet für den Fluss des Lebens
macht Verbindung möglich
schafft Raum für das Eigene
sagt JA zum Leben
vertraut dem Eigenen
Grenzverhalten
Die Kraft JA zu sagen
Begrenzt die Zuständigkeit
Sorgt für einen Platz
Geborgenheit
füllt den Raum mit Präsenz
gibt dem Leben einen Platz
Vertrauen
Die Kraft loszulassen
Regeneration
Gibt sich dem Leben hin
Präsenz

10. Die Umsetzung im Alltag

Nachdem du dich jetzt ausgiebig mit dem Kennenlernen und den möglichen Störungen deines archaischen Inneren Teams beschäftigt hast, geht es darum, dieses Wissen im Alltag nutzen. Das Modell eignet sich zum Aufbau und Training deiner Resilienz, deiner ganz persönlichen Widerstandskraft. Durch das Kennenlernen deines archaischen Inneren Teams erhältst du ein individuelles, sehr persönliches Resilienz-Profil. Dabei wird dir deutlich, wie du bis jetzt mit den Herausforderungen des Lebens umgegangen bist. Durch das Kennenlernen deines Inneren Teams entdeckst du neue Möglichkeiten, wie du das Leben angehen könntest.

Als zweite Einsatzmöglichkeit bietet sich das Innere Team zur Vorbereitung auf schwierige Situationen an. Herausforderungen werden, bevor sie angegangen werden, beleuchtet und man stellt das Innere Team entsprechend der Herausforderung auf.

Als dritte Einsatzmöglichkeit bietet sich dieses Modell an zur Lösung von Konflikten.

Und zum Schluss beleuchte ich Beziehungsthemen, um mit Hilfe des Inneren Teams unbewusste Beziehungsmuster aufzudecken. Alles, was wir aus dem Unbewussten ans Licht des Bewusstseins bringen, lässt sich verändern.

10.1 Das Resilienz Training

Jedes einzelne deiner inneren Team-Mitglieder hat ganz eigene Bedürfnisse, um sich wohlzufühlen, um in seiner ganzen Kraft zur Verfügung zu stehen. Was können wir nun also konkret tun, um unser archaisches Inneres Team fit und in Verbindung zueinander zu halten?

10.1.1 Das Resilienz-Profil

Als Erstes geht es darum, dein archaisches Inneres Team kennenzulernen. Es geht darum, dir bewusst zu machen, welches deine starken Teile sind und welche Teile von dir nicht so ausgeprägt zum Zuge kommen. Dazu gehört es, wahrzunehmen, in welchem Zustand sich die einzelnen inneren Teammitglieder befinden. Es kann nämlich gut sein, dass du deine starken Teile überbeanspruchst, weil andere nicht mit im Spiel sind, oder ungenügend genutzt werden. Wir alle kommen mit Talenten zur Welt. Das bedeutet, dass von Natur aus nicht alle sechs Teammitglieder gleich ausgeprägt vorhanden sind. In der Regel begegnen wir den Herausforderungen im Leben mit den talentierten Selbstanteilen. Das hat zur Folge, dass sich diese trainieren, stärken und diese möglicherweise beginnen, zu dominieren. Denn wir Menschen suchen oft den Weg des geringsten Widerstands. Wer von uns Rechtshändern übt schon freiwillig, mit der linken Hand die Zähne zu putzen, einzig um die linke Hand trainiert zu halten? Und genauso verhält es sich mit den talentierten Selbstanteilen. Sie sind einfach schneller vorne als die anderen. Das kann sie mit der Zeit ermüden und/oder sie erschöpfen sich. Dann stehen sie dem Team nicht mehr in der gesunden Form zur Verfügung.

Um dein archaisches Inneres Team und seinen Zustand kennenzulernen, habe ich eingangs des Buches Experimente angeboten. Sie alle dienen dazu, mit dir in Kontakt zu kommen. Dein Atemverhalten während des Experiments gibt dir Auskunft über den Zustand des Selbstanteils. Ein freier Atem zeigt dir einen gesunden, kräftigen Teil. Fällt dir das Atmen während des Experiments schwer, so zeigt das an, dass diesem Teil etwas fehlt. Doch was? Von welchem anderen Selbstanteil braucht es eine stärkere Verbindung?

Nimm dir also Zeit, die Experimente durchzuführen und erstelle dein persönliches Resilienz-Profil und lies dann, was du für dich selbst im Angebot hast, um die möglicherweise geschwächten Selbstanteile zu stärken.

10.1.2 Das Stärken der Verbindungen

Im Kapitel über das Zusammenspiel der Selbstanteile sind die Verbindungen der einzelnen Teile beschrieben mit dem Fokus darauf, was die einzelnen Teammitglieder ihrem Team anbieten. Nun beleuchte ich diese Verbindungen noch einmal, diesmal mit dem Fokus darauf, was die einzelnen Teammitglieder von ihrem Team erhalten. Dabei mache ich auf verschiedene Aspekte der einzelnen Teammitglieder aufmerksam. Zudem richte ich ein zusätzliches Augenmerkt auf die Wunderkräfte. Jedem inneren Teammitglied steht nämlich nebst seiner Fähigkeit auch eine Wunderkraft zur Verfügung. Bei den Wunderkräften handelt es sich einen Zustand, der die Fähigkeit fördert. Die geförderte Fähigkeit wirkt rückwirkend begünstigend auf die Wunderkraft. Das Zusammenspiel von Zustand und Fähigkeit gibt die besten Voraussetzungen zur Entwicklung der Kompetenz. Ich möchte das anhand des Beispiels des Grenzverhaltens erklären: Das Grenzverhalten ist der Teil in uns, der nicht nur klar Ja, sondern auch klar Nein sagt. Dieser Teil spürt unsere Bedürfnisse, unsere Grenzen und er kann diese auch verteidigen, zur Not mit „dem Schwert". Dadurch sorgt er handelnd, in Verbindung mit der Führungs-Kompetenz, für sichere Grenzen. Die sicheren Grenzen ermöglichen es uns, Sicherheit und Geborgenheit zu empfinden. Wir befinden uns dann in einem Zustand von Geborgenheit. Das kann eingekuschelt auf dem Sofa sein, das kann spazierend im Wald sein, das kann auch in Verbindung mit anderen Menschen sein. Der Zustand von Sicherheit und Geborgenheit ermöglicht es uns, die Grenzen wahrzunehmen. Das wird vielleicht klar, wenn du dir vorstellst, wie du dich fühlst, wenn du dich im Stress-, Kampf- oder Fluchtmodus befindest. In diesem Modus kannst du weit über deine Grenzen hinausgehen. Es gibt Zeiten, in denen das nötig ist. Wenn sich das jedoch zu einem Alltagszustand entwickelt, dann wirkt es sich schädigend auf die Gesundheit aus, weil es dauernd zu einer Dysbalance im Inneren Team führt. Dies wiederum wirkt sich ungünstig auf den freien Atem aus. Wie wichtig ein freier Atem, bzw. ein frei schwingendes Zwerchfell für unsere Gesundheit ist, habe ich weiter oben beschrieben.

Ich möchte ein weiteres Beispiel von Zusammenarbeit der Wunderkraft mit der Fähigkeit beleuchten: die Fähigkeit zu Vertrauen in Wechselwirkung mit dem Zustand der Präsenz. Dem Teil in uns, der die Kompetenz des Vertrauens entwickelt hat, liegt die Fähigkeit des Loslassens, des Fließenlassens, des Getragenseins zugrunde. Der Teil hat die Qualität des Wassers verinnerlicht. Sobald sich die befruchtete Eizelle in der Gebärmutter (Geborgenheit) eingenistet hat (sie nimmt sich einen Platz), schwimmt sie im Wasser und ist getragen. Stellen wir uns einen Moment im Leben vor, in dem wir das Vertrauen nicht so gut spüren, einen Moment, in dem wir uns sorgen oder ängstigen. Wenn wir die volle Präsenz auf diesen Moment richten, in Kombination mit den offenen Sinnen der Wandlungs-Kompetenz, so können wir wahrnehmen, ob wir tatsächlich in Gefahr sind. Wir können wahrnehmen, ob die Erde zittert oder ob sie uns trägt. Wir können wahrnehmen, ob wir tatsächlich am Abgrund stehen oder ob es sich nur so anfühlt. Wir können wahrnehmen, dass wir atmen, was wiederum bedeutet, dass wir leben. Es kann gut sein, dass diese Wahrnehmungen dazu führen, dass du ausatmest und loslässt, weil im Moment gar nichts zu ändern ist oder weil es sich bei deinen Sorgen und Ängsten um Fantasien gehandelt hat. Vielleicht haben sie überhaupt nichts zu tun mit dem aktuellen Moment und dem aktuellen Ort, an dem du dich befindest. Dieses Loslassen wiederum stärkt dein Vertrauen in den Moment, dein Vertrauen in das Leben.

In der Beschreibung, was die einzelnen Teammitglieder von ihrem Team bekommen, werde ich jeweils ein paar mögliche Fragen stellen. Diese Fragen kannst nur du für dich selbst beantworten, wenn du magst. Sie sollen dazu dienen, Klarheit bei der Frage zu finden, was dein geschwächter Selbstanteil gerade braucht.

10.1.2.1 Was das Grenzverhalten von seinem Team erhält

Du hast bei der Erstellung deines persönlichen Resilienz-Profils vielleicht feststellen können, dass dein **Grenzverhalten** etwas Unterstützung gebrauchen kann. Schau dir an, was im Angebot steht und nimm wahr, welches Angebot sich stimmig anfühlt. Stimmig im Sinne von: ja, genau, das gönn ich mir zu wenig. Oder: ach so, so habe ich das noch nie betrachtet. Oder: aha, da braucht es wohl eine Entscheidung. Lass dich überraschen und freue dich an den Angeboten, die du dir selbst machen kannst.

Das **Grenzverhalten** bekommt vom **Vertrauen** das Leben und die volle Präsenz. Erinnern wir uns an das Zellmodell, so füllt das Wasser die Zellwand und ermöglicht ihr dadurch, dass sie eine Form einnehmen kann. Das Wasser ermöglicht der Zelle das Leben überhaupt. Präsenz ist ein Zustand der Aufmerksamkeit, der Wachheit, der Achtsamkeit. Wie oft befindest du dich in diesem Zustand?
Das Vertrauen mit seiner Hingabe ans Leben füllt den Raum mit Leben, leben im Jetzt. Das Vertrauen lässt fließen, es hält nicht fest, es fließt immer weiter. Dadurch schenkt das Vertrauen dem Grenzverhalten auch die Kraft loszulassen, was sich nicht innerhalb seiner Zuständigkeit befindet. Kannst du lassen, was nicht deins ist?

Das **Grenzverhalten** bekommt von der **Wandlungs-Kompetenz** Elastizität. Die Wandlungs-Kompetenz hält die Grenzen flexibel und füllt den Raum mit Neuem. Bist du offen für Neues?

Erinnern wir uns an das Zellmodell, so sind es die Mitochondrien mit ihrer Transformationskraft, die das, was in das Zellinnere kommt, verwandeln. Die Mitochondrien können jedoch ihre Arbeit nur tun, wenn sie in der Zellflüssigkeit schwimmen können. Wir sehen also anhand des Zellmodells, dass die Basis, also Zellwand und Zellflüssigkeit gegeben sein muss, damit darin Wandlung stattfinden kann.

Die unter der Wandlungs-Kompetenz liegende Wunderkraft besteht aus den offenen Sinnen. Augen, Ohren, Nase, ja selbst die Haut sind ganz auf Wahrnehmung ausgerichtet. Hier geschieht die Verbindung zur Präsenz (Zellflüssigkeit). Es handelt sich hierbei um einen bewegten Zustand, in dem die Umgebung mit allen Sinnen wahrgenommen wird. Dein eigener, ganz persönlicher Atemrhythmus kann so in deine Wahrnehmung rücken und dir deine Befindlichkeit kundtun. Wie oft nimmst du dir Zeit, wirklich wahrzunehmen? Möglicherweise erfordert die Wahrnehmung mit offenen Sinnen eine Verbindung zur Führungs-Kompetenz, weil eine Entscheidung getroffen werden muss, eine Entscheidung, etwas zu verändern.

Das **Grenzverhalten** bekommt von der **Kommunikations-Kompetenz** das Geschenk der Verbindung.

Erinnern wir uns ans Zellmodell, so ist es die Fähigkeit der Diffusion, die es möglich macht, dass Informationen und Stoffe ins Zellinnere gelangen, dort transformiert und wieder nach außen gebracht werden. Die Zelle ist alleine nicht lebensfähig. Die Fähigkeit der Verbindung ermöglicht das Leben im Zellverbund.

Bist du in Verbindung mit deiner Umgebung? Tut dir die Verbindung mit deiner Umgebung gut?

Die Wunderkraft, die zur Kommunikations-Kompetenz gehört, ist das Eigene, die Einzigartigkeit. So bekommt das Grenzverhalten von der Kommunikations-Kompetenz zusätzlich das Geschenk der Einzigartigkeit. Nur du kannst deinen Platz einnehmen, ihn füllen und dich darin authentisch zeigen. Zeigst du dich deiner Umgebung als die, die du bist?

Das **Grenzverhalten** bekommt von der **Führungs-Kompetenz** die Erlaubnis, nein, den Auftrag, seine Zuständigkeit zu begrenzen.

Erinnern wir uns ans Zellmodell, so ist es der Zellkern mit der gesamten Erbinformation auf der DNA, die die Aufgabe der Zelle kennt. Eine Leberzelle zum Beispiel, ist nur für die Funktion der Leber zuständig.

Es ist die Führungskompetenz, die das Grenzverhalten daran erinnert, in welcher Rolle sie sich befindet und für wen sie die Verantwortung trägt. Dadurch kann das Grenzverhalten seine Zuständigkeit begrenzen. Es ist auch die Entscheidung der Führungs-Kompetenz, die dem Grenzverhalten den Auftrag gibt, die Position zu wechseln, Ja zu sagen, Nein zu sagen, einen anderen Ort aufzusuchen, ein Bedürfnis zu stillen. Wie oft entscheidest du für dein Wohlbefinden, dein sicheres, geborgenes Gefühl, auch im Alltag? Wie oft entscheidest du für klare Grenzen, für ein klares Ja?

Das **Grenzverhalten** bekommt von der **Emotionalen Intelligenz** die Daseins-Berechtigung.

Erinnern wir uns an das Zellmodell, so ist es das Wissen der Entwicklung aus sich selbst, das ebenfalls auf der DNA gespeichert ist. Aus der Verschmelzung von Ei- und Samenzelle sind wir entstanden. Aus dieser Verschmelzung heraus ist Zelle um Zelle entstanden, jede genau am richtigen Ort und zur genau richtigen Zeit, versorgt mit dem tiefen inneren Wissen, dass sie hierhin gehört und richtig ist. Die Zelle hat nicht gewertet, ob sie eine Zelle im Darm oder eine Zelle im Gehirn ist, sie hat es einfach angenommen zu sein.

Obwohl es keiner Berechtigung bedarf, dass es uns gibt, so ist es doch die annehmende Kraft der Emotionalen Intelligenz, die uns selbst auf unserem Platz sicher fühlen lässt. Nutzen wir die Wunderkraft der Emotionalen Intelligenz, die Entwicklung aus sich selbst heraus, erhält das Grenzverhalten eine Selbstverständlichkeit in der Begrenzung seiner Zuständigkeit. Diese Selbstverständlichkeit gibt uns ein sicheres Gefühl im Umgang mit Nähe und Distanz.

Spürst du die Selbstverständlichkeit deines Daseins?

Das **Grenzverhalten** bekommt von sich selbst die Geborgenheit. Die Wunderkraft der Geborgenheit liegt im Selbstanteil des Grenzverhaltens. Das heißt, das Grenzverhalten schenkt sich durch seine Fähigkeit, Grenzen zu setzen, selbst die Geborgenheit, die sie braucht, um fit zu bleiben. Doch es braucht möglicherweise die Entscheidung der Führungs-Kompetenz, um innezuhalten und einen sicheren, geborgenen Ort aufzusuchen. Die Führungs-Kompetenz weiß durch die Verbindung zur Einzigartigkeit, was du brauchst, um dich sicher und geborgen zu fühlen. Schenkst du dir genügend Momente der Geborgenheit? Fühlst du dich in deinem Alltag sicher und geborgen?

Führungs-Kompetenz
Die Kraft der Entscheidung
Eigenverantwortung
Handelt
Vision

Emotionale Intelligenz
Die Kraft des Annehmens
Erfahrungs-Werte
Ist
Entwicklung aus sich selbst

Wandlungs-Kompetenz
Die Kunst der Transformation
Entdeckerfreude
Bewegt
Wahrnehmung

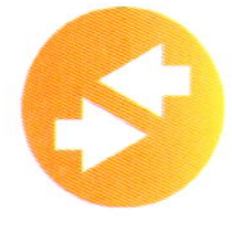

Kommunikations-Kompetenz
Das Glück des Austausches
Schafft Verbindung
Zeigt sein Eigenes
Einzigartigkeit

entscheidet innerhalb der Zuständigkeit

hält die Grenzen flexibel

Daseins-„Berechtigung"

macht Verbindung möglich

füllt den Raum mit Präsenz

Grenzverhalten
Die Kraft JA zu sagen
Begrenzt die Zuständigkeit
Sorgt für einen Platz
Geborgenheit

Vertrauen
Die Kraft loszulassen
Regeneration
Gibt sich dem Leben hin
Präsenz

10.1.2.2 Was das Vertrauen vom Team erhält

Du hast bei der Erstellung deines persönlichen Resilienz-Profils vielleicht feststellen können, dass dein **Vertrauen** etwas Unterstützung gebrauchen kann. Schau dir an, was im Angebot steht und nimm wahr, welches Angebot sich stimmig anfühlt. Stimmig im Sinne von: ja, genau, das gönn ich mir zu wenig. Oder: ach so, so habe ich das noch nie betrachtet. Oder: aha, da braucht es wohl eine Entscheidung. Lass dich überraschen und freue dich an den Angeboten, die du dir selbst machen kannst.

Das **Vertrauen** bekommt vom **Grenzverhalten** einen Platz.
Erinnern wir uns an das Zellmodell, so wird klar, dass die Zellwand dem Wasser einen Platz anbietet, ein Gefäß, in dem es sein kann. Ohne die Zellwand würde das Wasser zerfließen.
Das Grenzverhalten sorgt für einen Platz, an dem das Leben fließen kann. Fühlst du dich am richtigen Platz? Kannst du vertrauen, weil du dich sicher und geborgen fühlst an deinem Platz?
Der sichere Platz stärkt das Vertrauen – das Vertrauen in die Tragkraft der Erde.

Das **Vertrauen** bekommt von der **Wandlungs-Kompetenz** Bewegung für den Fluss des Lebens.
Erinnern wir uns an das Zellmodell, so sind es die Mitochondrien, die die eindringenden Stoffe transformieren und der Zellflüssigkeit als Nahrung zur Verfügung stellen.
So ist es die Entdeckerfreude der Wandlungs-Kompetenz, die uns vorwärtsbringt und damit das Leben in Bewegung hält. Lässt du genügend Neues zu? Lebst du deine Entdeckerfreude und hältst damit deinen Lebensfluss in Bewegung?
Die Wandlungs-Kompetenz stärkt das Vertrauen – das Vertrauen in die Veränderung.

Das **Vertrauen** bekommt von der **Kommunikations-Kompetenz** ein JA zum Leben.
Erinnern wir uns an das Zellmodell, so ist es die Fähigkeit der Diffusion, die Nährstoffe ins Innere der Zelle bringt, Nährstoffe, die die Zelle am Leben halten.
In einzigartiger Weise bringt die Kommunikations-Kompetenz Informationen und Stoffe von außen nach innen und von innen nach außen und ermöglicht es dem Teil in uns, der sich dem Leben hingibt, in Verbindung zu sein. In Verbindung zu sein, stärkt das Vertrauen – das Vertrauen in die Gemeinschaft.

Das **Vertrauen** bekommt von der **Führungs-Kompetenz** Entscheidungen, die den Fluss des Lebens begünstigen.
Erinnern wir uns ans Zellmodell, so ist es der Zellkern mit der gesamten Erbinformation auf der DNA, der hier in der Zellflüssigkeit schwimmt. Die Zellflüssigkeit hat nichts anderes zu tun, als den Kern zu tragen und zu nähren. Die Nährstoffe werden durch die Diffusion ins Zellinnere gebracht und dort durch die Mitochondrien transformiert. Wir sehen also hier nochmals anhand des Zellmodells die Entwicklungsstufen: Es muss die Basis von Zellwand und Zellflüssigkeit gegeben sein, damit Diffusion und Transformation stattfinden kann, damit wiederum der Zellkern schwimmen und genährt werden kann. Die Zellflüssigkeit hat nichts zu tun, außer zu tragen und zu nähren. Die Führung kann sie getrost dem Zellkern überlassen.
Übertragen wir das nun zurück in das Modell des archaischen Inneren Teams, so wird das Vertrauen gestärkt, wenn von der Führungs-Kompetenz klare Entscheidungen getroffen werden. Entscheidungen zugunsten des Lebensflusses.
Kann dein Leben im Fluss sein, weil du die richtigen Entscheidungen triffst? Klare Entscheidungen für dich stärken das Vertrauen – das Vertrauen in dich.

Das **Vertrauen** bekommt von der **Emotionalen Intelligenz** das Geschenk der Annahme.
Erinnern wir uns an das Zellmodell, so bietet die Zellflüssigkeit die Nährstoffe für die Entwicklung der Zelle.
Die Emotionale Intelligenz nimmt das JETZT an, so wie es ist. So bekommt das Vertrauen die Information: fließe Leben, ich entwickle mich mit dir.
Die Emotionale Intelligenz stärkt das Vertrauen – das Vertrauen in die eigene Entwicklung.
Nimmst du das Geschenk deines Lebens an? Nimmst du deine Entwicklung aus dir selbst heraus an?

Das **Vertrauen** bekommt von sich selbst die Wunderkraft der Präsenz. Ganz im Jetzt zu sein, bedeutet, mit der Lebenskraft des aktuellen Moments verbunden zu sein. Im Jetzt zu sein, heißt im Fluss zu sein, nicht bereuend in der Vergangenheit, nicht sorgenvoll in der Zukunft. Die Präsenz im Jetzt stärkt das Vertrauen, das Vertrauen ins Jetzt. Wunderkraft und Verhaltensform bedingen und bestärken einander.

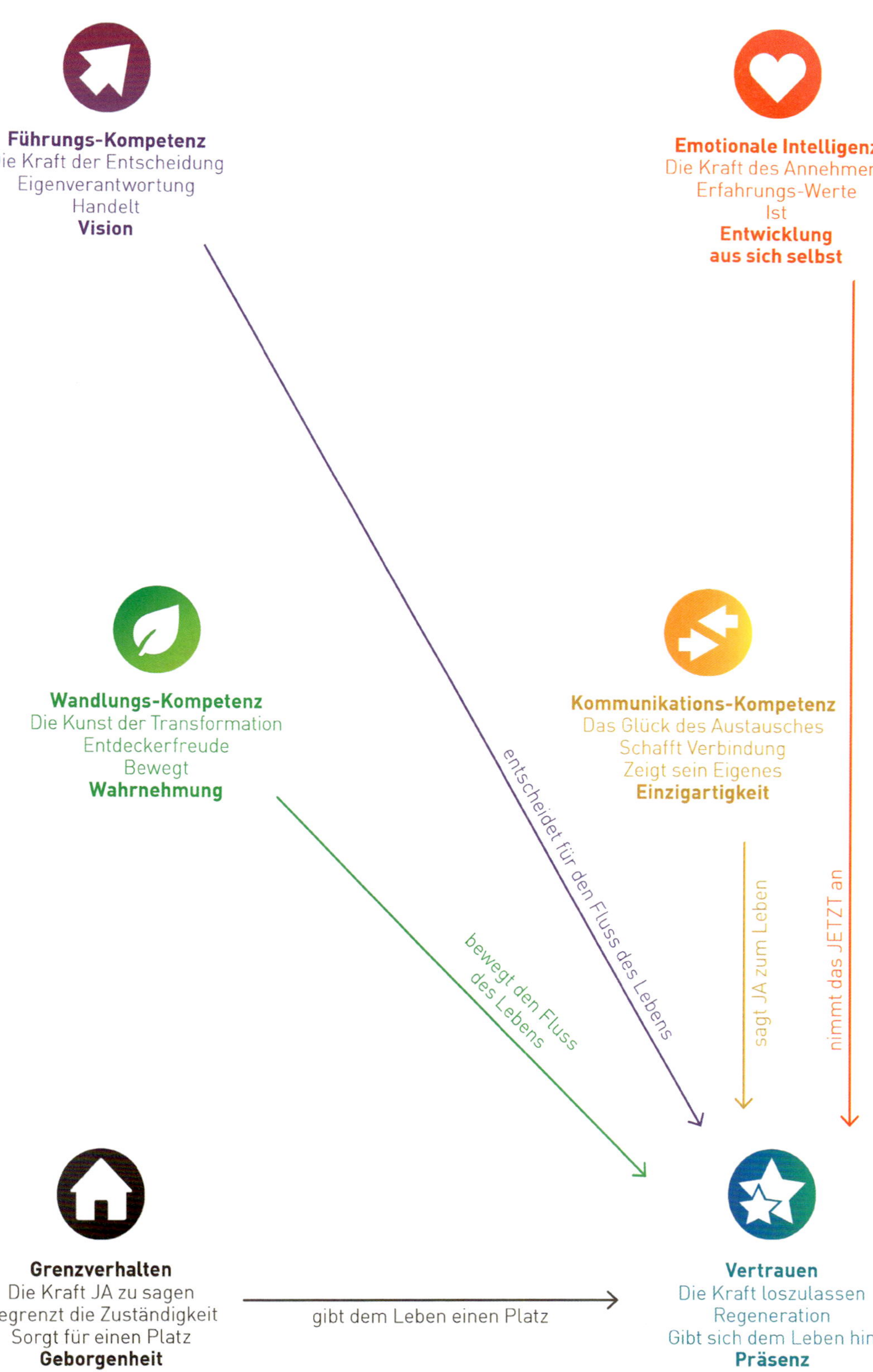
Führungs-Kompetenz
Die Kraft der Entscheidung
Eigenverantwortung
Handelt
Vision
Emotionale Intelligenz
Die Kraft des Annehmens
Erfahrungs-Werte
Ist
Entwicklung
aus sich selbst
Wandlungs-Kompetenz
Die Kunst der Transformation
Entdeckerfreude
Bewegt
Wahrnehmung
Kommunikations-Kompetenz
Das Glück des Austausches
Schafft Verbindung
Zeigt sein Eigenes
Einzigartigkeit
entscheidet für den Fluss des Lebens
bewegt den Fluss
des Lebens
sagt JA zum Leben
nimmt das JETZT an
Grenzverhalten
Die Kraft JA zu sagen
Begrenzt die Zuständigkeit
Sorgt für einen Platz
Geborgenheit
gibt dem Leben einen Platz
Vertrauen
Die Kraft loszulassen
Regeneration
Gibt sich dem Leben hin
Präsenz

10.1.2.3 Was die Wandlungs-Kompetenz vom Team erhält

Du hast bei der Erstellung deines persönlichen Resilienz-Profils vielleicht feststellen können, dass deine **Wandlungs-Kompetenz** etwas Unterstützung gebrauchen kann. Schau dir an, was im Angebot steht und nimm wahr, welches Angebot sich stimmig anfühlt. Stimmig im Sinne von: ja, genau, das gönn ich mir zu wenig. Oder: ach so, so habe ich das noch nie betrachtet. Oder: aha, da braucht es wohl eine Entscheidung. Lass dich überraschen und freue dich an den Angeboten, die du dir selbst machen kannst.

Die **Wandlungs-Kompetenz** bekommt vom **Grenzverhalten** klare Grenzen. Erinnern wir uns ans Zellmodell, so erinnern wir uns an die Mitochondrien, die die Kunst der Transformation beherrschen. Gäbe es keine Zellwand und wäre diese nicht mit Zellflüssigkeit gefüllt, so könnten die Mitochondrien ihre Arbeit nicht tun.
Für die Wandlungs-Kompetenz braucht es also eine stabile Basis. Diese wird ihr vom Grenzverhalten geboten. So kann sie die Entdeckerfreude im Wissen darum frei ausleben, dass da ein Teil ist, der dafür sorgt, dass sie sich nicht verausgabt.
Die Wunderkraft des Grenzverhaltens ist die Geborgenheit. Gleich einem Kind, das auf Entdeckertour war, kommt auch deine Wandlungs-Kompetenz gerne immer wieder nach Hause in die Sicherheit und die Geborgenheit. Dort kann sie in Ruhe das neu Entdeckte verarbeiten, transformieren und für dich nutzbar machen.
Hältst du deine Entdeckerfreude in gesunden Grenzen? Schenkst du deiner Wandlungs-Kompetenz genügend Zeiten der Geborgenheit? Gibst du dir Zeit, das Neue zu verarbeiten, bevor du erneut auf Neuigkeiten aus bist?

Die **Wandlungs-Kompetenz** bekommt vom **Vertrauen** Veränderung geliefert, gratis und franko dadurch, dass das Leben fließt.

Erinnern wir uns an das Zellmodell, so ist es das Wasser, in dem die Mitochondrien schwimmen. Diese Zellflüssigkeit beinhaltet die Nahrung für die Mitochondrien.
Der Fluss des Lebens steht niemals still. Nichts bleibt, wie es ist. Jeden Morgen, wenn wir aufwachen, hat das Leben eine neue Stelle erreicht, ein neuer Tag beginnt. Lässt du den Fluss des Lebens und damit die natürlichen Veränderungen zu? Die Wunderkraft des Vertrauens ist die Präsenz. Die Präsenz unterstützt die Wunderkraft der Wandlungs-Kompetenz, nämlich alle Sinne offen zu halten. Nimmst du dir die Zeit, präsent zu sein und die Wunder des Lebens wahrzunehmen?

Die **Wandlungs-Kompetenz** bekommt von der **Kommunikations-Kompetenz** eine Verbindung von außen nach innen und von innen nach außen. Erinnern wir uns ans Zellmodell: die Fähigkeit der Diffusion bringt Nährstoffe und Botenstoffe ins Zellinnere. Damit versorgt sie die Mitochondrien mit dem „Material", das transformiert und zu Energie verwandelt werden soll. Durch die Diffusion wird eine Verbindung zur Nachbarzelle hergestellt.
Die Kommunikations-Kompetenz hat die Fähigkeit in Verbindung zu gehen. Die wahre Lebendigkeit der Wandlungs-Kompetenz entsteht durch Verbindung. Gehst du bei einem Waldspaziergang in Verbindung mit dem Wald? Oder bleibst du in Gedanken ganz in dir selbst?
Bereichert die Verbindung zu deinen Mitmenschen dein lebendiges Gefühl, deine Lebendigkeit?
Schaffst du Verbindungen, die dir gut tun und dich lebendig fühlen lassen? Oder wirkt deine Verbindung zur Außenwelt eher toxisch?

Die **Wandlungs-Kompetenz** bekommt von der **Führungs-Kompetenz** eine klare Richtung.
Erinnern wir uns an das Zellmodell, so wandeln die Mitochondrien Nährstoffe zu Energie. Der Zellkern gibt vor, wofür diese Energie eingesetzt werden soll. Hierbei sind die Prioritäten klar geregelt: zuerst werden die lebenserhaltenden Organe mit Energie versorgt. Die Mitochondrien ha-

ben also „nur“ zu wandeln und bekommen die Richtung vom Zellkern vorgegeben.
Gibt die Führungs-Kompetenz die Richtung vor, kanalisiert sich die Energie der Wandlungs-Kompetenz und sie kann ihre Kraft nutzen, um vorwärtszukommen und um den Durchbruch zu schaffen. Nutzt du deine Entdeckerfreude in eine gezielte Richtung? Erinnerst du dich an die Wunderkraft der Führungs-Kompetenz, deine Vision? Hältst du deine Sinne offen, um zu entdecken, wie du deine Vision umsetzen kannst?

Die **Wandlungs-Kompetenz** bekommt von der **Emotionalen Intelligenz** das Geschenk der Annahme und das persönliche Wertesystem.
Erinnern wir uns an das Zellmodell, so geschieht die Entwicklung aus sich selbst heraus. Jede weitere Zellteilung bringt eine weitere Veränderung mit sich. Jede Veränderung wird angenommen zugunsten der Entwicklung. Die Emotionale Intelligenz nimmt die Veränderung an. Sie fühlt sie und macht sie dir bewusst. Diese Bewusstwerdung ist es, die es dir möglich macht zu entscheiden, ob du diese Veränderung beibehalten möchtest oder nicht. Um eventuell eine Entscheidung zu fällen, braucht es die Verbindung zur Führungs-Kompetenz.
Nimmst du das Neue an? Nimmst du die Veränderung an? Nimmst du deine Veränderung an? Bist du bereit, das Neue zu fühlen?

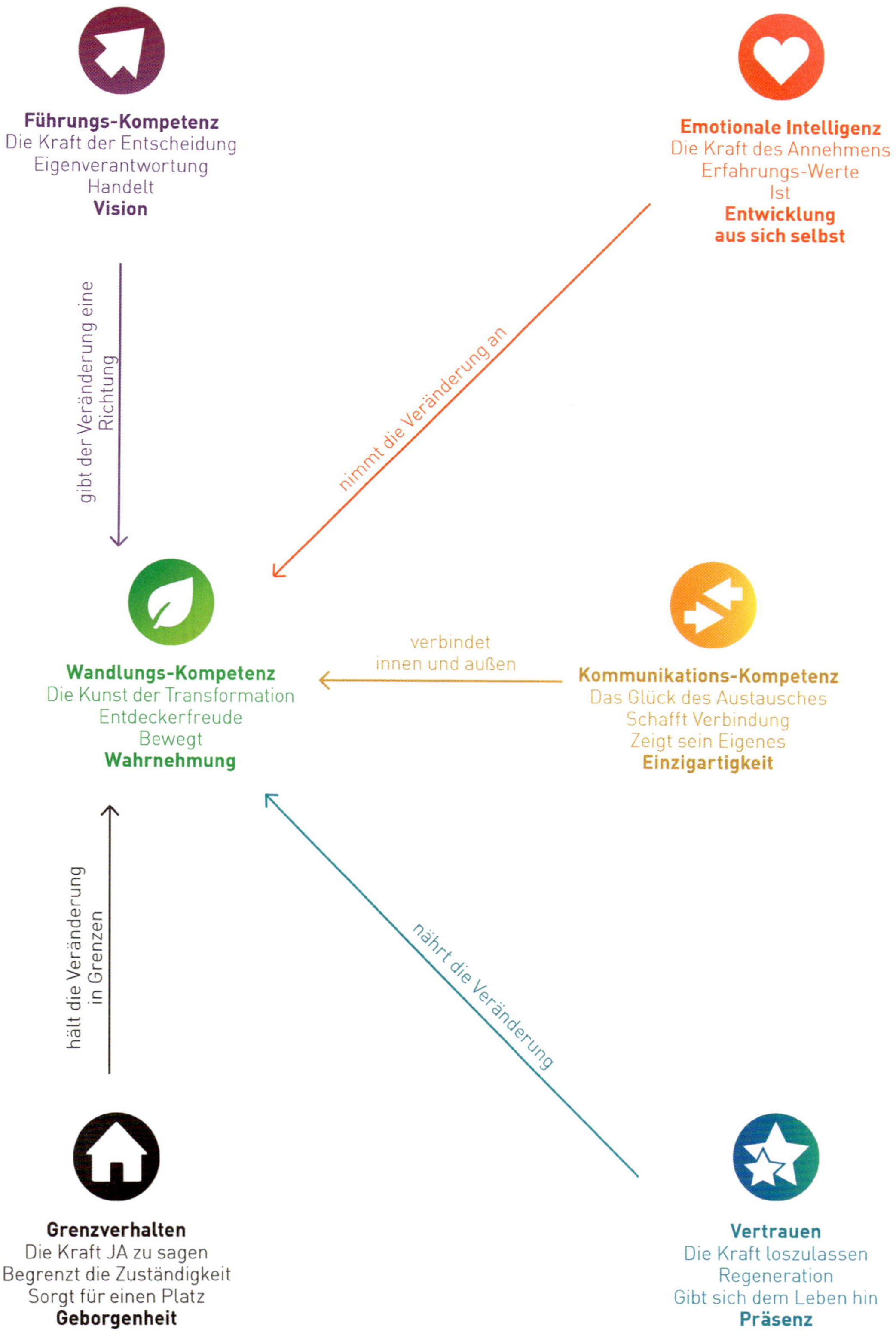

Führungs-Kompetenz
Die Kraft der Entscheidung
Eigenverantwortung
Handelt
Vision
Emotionale Intelligenz
Die Kraft des Annehmens
Erfahrungs-Werte
Ist
Entwicklung
aus sich selbst
gibt der Veränderung eine Richtung
nimmt die Veränderung an
Wandlungs-Kompetenz
Die Kunst der Transformation
Entdeckerfreude
Bewegt
Wahrnehmung
verbindet
innen und außen
Kommunikations-Kompetenz
Das Glück des Austausches
Schafft Verbindung
Zeigt sein Eigenes
Einzigartigkeit
hält die Veränderung in Grenzen
nährt die Veränderung
Grenzverhalten
Die Kraft JA zu sagen
Begrenzt die Zuständigkeit
Sorgt für einen Platz
Geborgenheit
Vertrauen
Die Kraft loszulassen
Regeneration
Gibt sich dem Leben hin
Präsenz

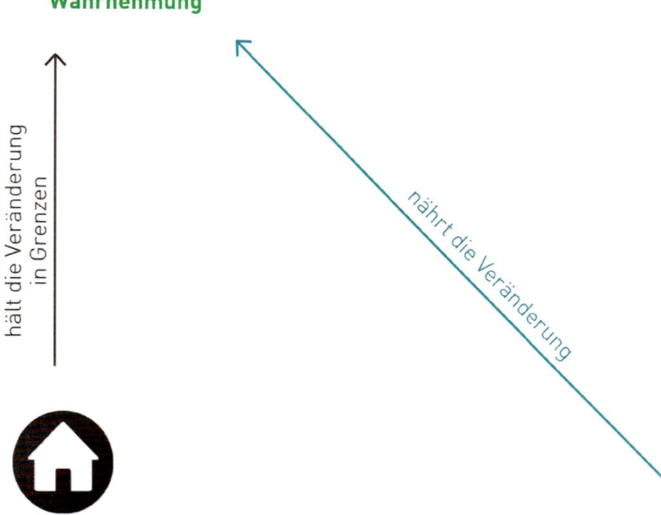

10.1.2.4 Was die Kommunikations-Kompetenz vom Team erhält

Du hast bei der Erstellung deines persönlichen Resilienz-Profils vielleicht feststellen können, dass deine **Kommunikations-Kompetenz** etwas Unterstützung gebrauchen kann. Schau dir an, was im Angebot steht und nimm wahr, welches Angebot sich stimmig anfühlt. Stimmig im Sinne von: ja, genau, das gönn ich mir zu wenig. Oder: ach so, so habe ich das noch nie betrachtet. Oder: aha, da braucht es wohl eine Entscheidung. Lass dich überraschen und freue dich an den Angeboten, die du dir selbst machen kannst.

Die **Kommunikations-Kompetenz** erhält vom **Grenzverhalten** Raum, um das Eigene einzubringen und um aus sicherem Raum heraus in Verbindung zu gehen.
Erinnern wir uns an das Zellmodell, so kann die Diffusion ihre Aufgabe nur erfüllen, weil es eine Grenze gibt. Gäbe es keine Zellwand, würde alles eins und nicht nur der Austausch, sondern auch die Einzigartigkeit ginge verloren.
Die Kommunikations-Kompetenz braucht also einen Raum, in dem sie ihre Wunderkraft, nämlich die Einzigartigkeit einbringen kann. Dieser Raum schenkt ihr das Grenzverhalten mit seiner Sicherheit und seiner Geborgenheit.
Schaffst du genügend Raum für dein Eigenes? Fühlt sich deine Einzigartigkeit am richtigen Platz? Kannst du dich in deiner eigenen Art und Weise einbringen, an dem Platz, an dem du bist?
Das Grenzverhalten ermöglicht der Kommunikations-Kompetenz einen sicheren Platz, von dem aus sie in Austausch mit ihrem Gegenüber gehen kann.
Fühlst du dich sicher im Gespräch mit deinem Gegenüber? Sprichst du innerhalb deiner Zuständigkeit?

Die **Kommunikations-Kompetenz** erhält vom **Vertrauen** die Tragkraft für das Eigene.

Erinnern wir uns an das Zellmodell, so bringt die Diffusion Stoffe und Botenstoffe in die Zelle und transportiert sie heraus. Träger dafür ist die Zellflüssigkeit.
Das Vertrauen in unsere Einzigartigkeit und unsere Art und Weise aufzutreten, nennen wir Selbstvertrauen. Die Wunderkraft des Vertrauens ist die Präsenz, sie schenkt unserer Kommunikations-Kompetenz die nötige Auftritts-Präsenz. So zeigt unser Auftritt im Außen eine Wirkung, wir werden gesehen und gehört.
Wie steht es um dein Selbstvertrauen? Traust du dir zu, dich zu zeigen? Traust du dich zu sprechen und wirst du gehört?

Die **Kommunikations-Kompetenz** erhält von der **Wandlungs-Kompetenz** die bewegende Kraft, das Innere nach außen zu bringen.
Erinnern wir uns an das Zellmodell, so erinnern wir die dichte Zusammenarbeit von Diffusion und Transformation.
Die Wunderkraft der Wandlungs-Kompetenz sind die offenen Sinne. Es ist diese wache Wahrnehmung dessen, was von außen kommt, gepaart mit der Transformationskraft der Wandlungs-Kompetenz, die uns in einzigartiger Weise verstehen lässt. Es ist auch die Wandlungs-Kompetenz, die es uns möglich macht wahrzunehmen, was das Gegenüber wirklich meint. Wenn wir wach und präsent zuhören, sind wir in der Lage, das, was wir meinen verstanden zu haben, rückzumelden. Damit hat unser Gegenüber die Möglichkeit zu korrigieren, wenn etwas nicht so angekommen ist, wie es gemeint war.
Hast du deine Sinne offen, wenn du kommunizierst? Nimmst du dein Gegenüber mit allen Sinnen wahr?

Die **Kommunikations-Kompetenz** erhält von der **Führungs-Kompetenz** klare Weisung, wann und was gesprochen werden soll.
Erinnern wir uns an das Zellmodell, so ist es der Zellkern, der eine bestimmte Balance in der Zusammensetzung der Zellflüssigkeit erfordert. Ist diese Balance in der Zellflüssigkeit nicht gegeben, wird veranlasst, dass

bestimmte Stoffe den Zell-Raum verlassen und/oder andere, ebenso bestimmte Stoffe in den Zell-Raum geholt werden.
Es ist die Führungs-Kompetenz, die die Verantwortung übernimmt für unsere Rede. So ist es auch die Führungs-Kompetenz, die entscheidet, wann und was gesprochen wird, was und wie viel von dem Eigenen gezeigt werden soll. Diese Entscheidung trifft sie auf Grund der Rolle, in der sie sich gerade befindet. Dafür muss der Platz klar sein, es braucht unsere Präsenz und die Wachheit unserer Sinne. Das ist die Voraussetzung für achtsamen Austausch mit der Umgebung.
Übernimmst du die Verantwortung für das, was du sprichst? Übernimmst du die Verantwortung für das, was du aufnimmst? Genießt du es, für dich selber und für dein Eigenes verantwortlich sein zu dürfen?

Die **Kommunikations-Kompetenz** erhält von der **Emotionalen Intelligenz** die annehmende Kraft der gemachten Erfahrungen.
Erinnern wir uns an das Zellmodell, so entwickeln sich Zelle um Zelle aus sich selbst heraus. Dies tun sie ohne Wertung, ohne Zutun geschieht die Entwicklung bis zu dem Menschen, der wir sind.
Es sind die gesammelten Erfahrungen, die uns zu dem machen, was wir sind. Es ist unsere Einzigartigkeit, in der wir die Erfahrungen zu unserem Eigenen machen. Die annehmende Kraft der Emotionalen Intelligenz wertet unsere Einzigartigkeit nicht, sie nimmt sie an. Wir sprechen dann von Selbstliebe.
Magst du dich? Liebst du dich in deiner ganz eigenen Art und Weise? Sprichst du liebevoll? Drückst du dich empathisch aus?

Führungs-Kompetenz
Die Kraft der Entscheidung
Eigenverantwortung
Handelt
Vision

Emotionale Intelligenz
Die Kraft des Annehmens
Erfahrungs-Werte
Ist
Entwicklung aus sich selbst

übernimmt Eigenverantwortung

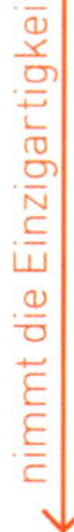

Wandlungs-Kompetenz
Die Kunst der Transformation
Entdeckerfreude
Bewegt
Wahrnehmung

bewegt das Innere nach außen

Kommunikations-Kompetenz
Das Glück des Austausches
Schafft Verbindung
Zeigt sein Eigenes
Einzigartigkeit

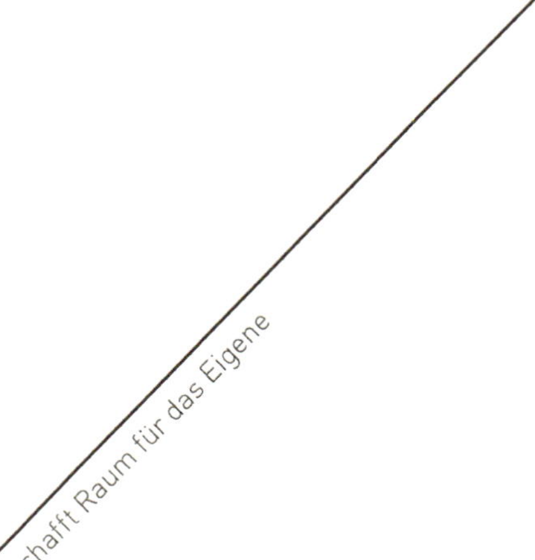

vertraut dem Eigenen

Grenzverhalten
Die Kraft JA zu sagen
Begrenzt die Zuständigkeit
Sorgt für einen Platz
Geborgenheit

Vertrauen
Die Kraft loszulassen
Regeneration
Gibt sich dem Leben hin
Präsenz

10.1.2.5 Was die Führungskompetenz vom Team erhält

Du hast bei der Erstellung deines persönlichen Resilienz-Profils vielleicht feststellen können, dass deine **Führungs-Kompetenz** etwas Unterstützung gebrauchen kann. Schau dir an, was im Angebot steht und nimm wahr, welches Angebot sich stimmig anfühlt. Stimmig im Sinne von: ja, genau, das gönn ich mir zu wenig. Oder: ach so, so habe ich das noch nie betrachtet. Oder: aha, da braucht es wohl eine Entscheidung. Lass dich überraschen und freue dich an den Angeboten, die du dir selbst machen kannst.

Die **Führungs-Kompetenz** erhält vom **Grenzverhalten** die klare Grenze, innerhalb derer die Führungs-Kompetenz Macht ausüben darf, kann, soll. Erinnern wir uns an das Zellmodell, so zeigt sich klar, dass es ohne die Basis von Zellwand und Zellflüssigkeit, deren Balance durch Diffusion und Transformation gesichert ist, keinen Platz für den Zellkern gäbe. Wir brauchen also ein eigenes Revier, in dem wir zu regieren haben und für das wir uns verantwortlich zeigen dürfen.
Das Grenzverhalten definiert den Platz, das Revier, für das wir verantwortlich sind. Wenn wir Kinder sind, leben wir im Revier derer, die uns großziehen. Daher haben wir nur bedingt Macht. Sobald wir erwachsen sind und uns ein eigenes Revier geschaffen haben, einen Ort gefunden haben, an dem wir leben wollen, einen Platz an dem wir uns sicher und geborgen fühlen können, dann wissen wir, dass wir dafür Verantwortung übernehmen dürfen.
Das Grenzverhalten begrenzt jedoch auch momentane Zuständigkeiten. Wir befinden uns während ein paar Stunden auf unserem Platz als Lehrerin, dann zeigt das Grenzverhalten deutlich auf, wo sich hier unsere Zuständigkeiten befinden. Vielleicht bin ich hier nicht zuständig für die Sauberkeit der Böden, sehr wohl aber für die Ordnung. Entsprechend wird die Führungs-Kompetenz handeln und veranlassen.
Weißt du, für welchen Platz, für welches Revier du verantwortlich bist? Kennst du die Grenzen deiner Verantwortlichkeit?

Die **Führungs-Kompetenz** erhält vom **Vertrauen** die Kraft loszulassen, was nicht zu ändern ist. Wenn etwas nicht zu ändern ist, dann befindet es sich entweder außerhalb meines Zuständigkeitsbereichs oder außerhalb meines Kompetenzbereichs. Die Kraft des Loslassens wird also aktiviert in Verbindung mit dem Grenzverhalten.
Erinnern wir uns an das Zellmodell. Ich habe das Vertrauen symbolisch mit der Zellflüssigkeit verglichen, in der der Zellkern schwimmt. Nun gibt es nicht nur Flüssigkeit innerhalb der Zellen, sondern die Zellen selbst sind auch umgeben von Flüssigkeit. Das Wasser ist innen und außen. Alles, was sich außerhalb der Zellwand befindet, obliegt nicht der Zuständigkeit des Zellkerns innerhalb der Zellwand. Entweder befindet es sich im Zwischenzellraum, das könnte symbolisch für eine gemeinschaftliche Verantwortlichkeit stehen, oder es befindet sich in der Flüssigkeit einer anderen Zelle, dann obliegt es einem anderen Zellkern. Die Zellflüssigkeit macht es leicht, Stoffe, auch Botenstoffe mit Hilfe der Diffusion weiterzutragen. Wenn wir etwas vertrauensvoll loslassen dürfen, weil es nicht in unseren Verantwortungsbereich gehört, so fällt uns das in der Regel leichter, wenn wir wissen, wer an unserer Stelle die Verantwortung übernimmt. Wenn es zum Beispiel darum geht, ein Kind in die eigene Verantwortung zu entlassen, weil das Kind inzwischen erwachsen geworden ist, so fällt das den meisten Eltern leichter, wenn sie sehen können, dass ihr Kind das eigene Leben verantwortungsvoll selbst in die Hand nimmt. Wenn wir jedoch als Beispiel ein angestrebtes Ziel loslassen, weil wir erkannt haben, dass es nicht erreichbar oder nicht mehr erstrebenswert ist, so braucht niemand anderes dafür die Verantwortung zu übernehmen. Wir dürfen einfach loslassen und aufatmen.
Genießt du es, loslassen zu können, was nicht in deiner Verantwortung liegt? Vertraust du darauf, dass für das, was du loslässt, eine Lösung gefunden wird?

Die **Führungs-Kompetenz** erhält von der **Wandlungs-Kompetenz** den Mut für Neu-Entscheidungen.

Erinnern wir uns an das Zellmodell: die Mitochondrien transformieren Stoffe zu Energie. Diese Energie kann nun da eingesetzt werden, wo sie gebraucht wird.
Die Führungs-Kompetenz fällt die Entscheidungen für uns. Manchmal zeigt es sich, dass eine Entscheidung nicht zu dem angestrebten Ziel führt, oder, dass sie überholt ist, weil sich die Bedingungen verändert haben. Dann braucht es eine Neu-Entscheidung. Diese Neu-Entscheidung braucht manchmal etwas Mut, meistens aber auch eine richtige Portion Energie. Stell dir vor, du bist in ein hübsches Häuschen gezogen und stellst nach zwei Jahren fest, dass du dich da gar nicht so wohl fühlst, wie du dir das erhofft hast. Du brauchst also nicht nur den Mut für eine Neu-Entscheidung, sondern für die Umsetzung auch Energie. Diese stellt dir die Wandlungs-Kompetenz zur Verfügung.
Wie mutig fällst du Neu-Entscheidungen?
Die Wandlungs-Kompetenz hat noch ein anderes Geschenk für die Führungs-Kompetenz, nämlich ihre Wunderkraft: die offenen Sinne. Um eine Entscheidung zu fällen, für die wir dann auch die Verantwortung zu tragen haben, ist es überaus hilfreich, wach und offen wahrzunehmen, was wirklich ist, was sich wirklich zeigt. Wir brauchen das im Großen und wir brauchen das im Kleinen. Selbst die Entscheidung, ob ich im Zug jemanden grüße, bevor ich mich setze, hängt davon ab, was ich wahrnehme: bietet mir die Person, die da sitzt, einen Augenkontakt an oder ist sie vertieft in ein Buch und möchte – gemäß meiner Wahrnehmung – vermutlich nicht gestört werden. Dieses kleine Beispiel macht deutlich, dass wir aufgrund unserer einzigartigen Wahrnehmung entscheiden.
Wie bewusst nimmst du wahr, bevor du entscheidest?

Die **Führungs-Kompetenz** erhält von der **Kommunikations-Kompetenz** die Verbindung zum Gegenüber. Die Führungs-Kompetenz erhält von einem anderen Aspekt der Kommunikations-Kompetenz ihren einzigartigen Ausdruck.

Erinnern wir uns ans Zellmodell: es ist die Fähigkeit der Diffusion, die Botenstoffe, sprich Informationen von außen nach innen und von innen nach außen bringt.
Es sind also auch hier zwei Geschenke, die die Kommunikations-Kompetenz der Führungs-Kompetenz anbietet. Einerseits schafft sie die Verbindung zum Gegenüber. Es ist hilfreich, mit meinem Gegenüber in Verbindung zu sein, bevor ich ihm eine Entscheidung mitteile. Diese Verbindung gelingt deutlich besser, wenn die Kommunikations-Kompetenz mit den offenen Sinnen der Wandlungs-Kompetenz gekoppelt ist, so dass wir auch das Gegenüber wahrnehmen und so die Verbindung entsprechend anpassen können. Dadurch können wir unsere Haltung und unsere Worte anpassen. Doch dieser Anpassung sind Grenzen gesetzt und dies enthält das zweite Geschenk an die Führungs-Kompetenz: unsere Einzigartigkeit im Ausdruck. Wir sprechen so wie wir sind, so wie wir geprägt sind.
Wie gehst du vor, wenn du eine Entscheidung mitteilst? Stellst du zuerst eine Verbindung her, will meinen, holst du dein Gegenüber ab?
Kannst du zu dem stehen, was und wie du dich ausdrücken möchtest? Hierfür braucht es eine sichere Basis, die Verbindung zu Grenzverhalten und Vertrauen.

Die **Führungs-Kompetenz** erhält von der **Emotionalen Intelligenz** weise Beratung. Erinnern wir uns ans Zellmodell, so haben wir gesehen, dass die Weisheit der Emotionalen Intelligenz aufbaut auf den Erfahrungen, die sie während der Entwicklung gemacht hat. Ei- und Samenzelle verschmelzen und beginnen sich zu teilen, zu wachsen, sich zu entwickeln, bis ein fertiges Kind zur Welt kommt. Während dieser Zeit machen die Zellen Erfahrungen. Sobald das Kind auf der Welt ist, macht es sofort damit weiter, Erfahrungen zu sammeln.
Die Emotionale Intelligenz bildet aufgrund dieser gemachten Erfahrungen ein eigenes Wertesystem. Sie erinnert sich an das Gefühl des Aufgehobenseins in der Gebärmutter, an das Gefühl des Getragenseins im Fruchtwasser ebenso wie an das Verlassen dieses Ortes und daran, was sie dabei empfunden hat. Vielleicht hast du das als Befreiung erlebt,

vielleicht war es das große Erschrecken. So oder so war es für dich eine Erfahrung. Es folgten viele weitere Erfahrungen und du hast gemerkt, dass es immer weiter geht, mal angenehm, mal unangenehm und manchmal richtig schmerzhaft. Doch alles trägt zu deiner Entwicklung bei. Du bist zu der Person geworden, die du bist. Nun trägst du all die Erfahrung in dir, der größte Teil davon ist in deinen Zellen gespeichert und dir nicht bewusst. Es ist ein inneres Wissen, wir nennen es ein Gefühl, oder ein Bauchgefühl, oder Intuition. Und genau dieses innere Wissen stellt die Emotionale-Intelligenz deiner Führungs-Kompetenz zur Verfügung. Es sind Erfahrungswerte, die dir bei Entscheidungen helfen.
Wie oft entscheidest du nach Gefühl? Wie oft entscheidest du dich gegen dein Gefühl?

Die **Führungs-Kompetenz** erhält von sich selber die Wunderkraft der Vision. Tief in unserer Seele gibt es einen Wunsch, ein Potenzial, das auf die Erde gebracht werden will. Ein Potenzial, das entfaltet werden will. Damit die Führungs-Kompetenz wirklich volle Eigenverantwortung übernehmen kann, muss sie diesen tiefen Wunsch kennen. Kennst du deine Vision? Folgst du deiner Vision?

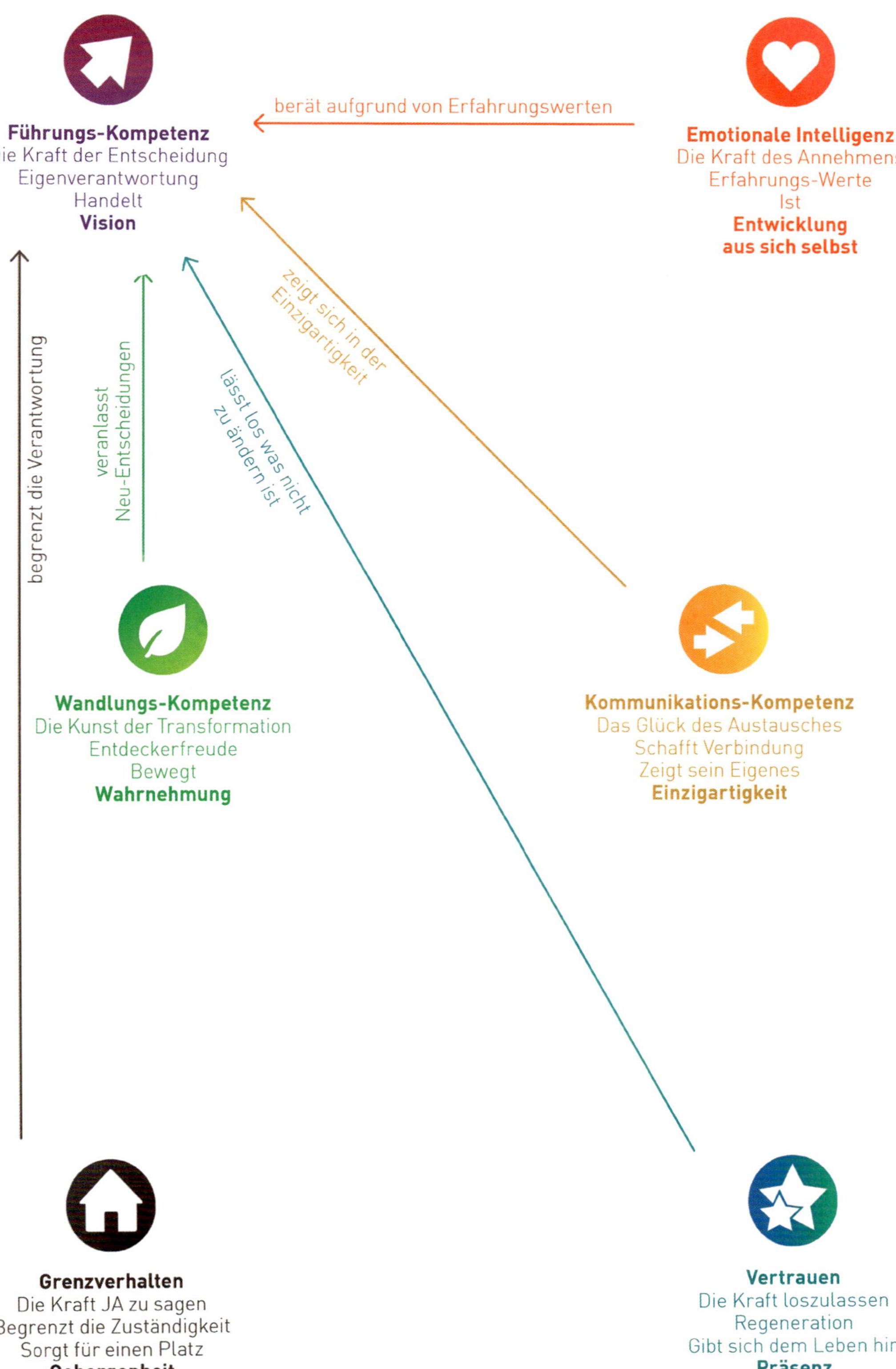
Führungs-Kompetenz
Die Kraft der Entscheidung
Eigenverantwortung
Handelt
Vision
berät aufgrund von Erfahrungswerten
Emotionale Intelligenz
Die Kraft des Annehmens
Erfahrungs-Werte
Ist
Entwicklung
aus sich selbst
begrenzt die Verantwortung
veranlasst
Neu-Entscheidungen
lässt los was nicht
zu ändern ist
zeigt sich in der
Einzigartigkeit
Wandlungs-Kompetenz
Die Kunst der Transformation
Entdeckerfreude
Bewegt
Wahrnehmung
Kommunikations-Kompetenz
Das Glück des Austausches
Schafft Verbindung
Zeigt sein Eigenes
Einzigartigkeit
Grenzverhalten
Die Kraft JA zu sagen
Begrenzt die Zuständigkeit
Sorgt für einen Platz
Geborgenheit
Vertrauen
Die Kraft loszulassen
Regeneration
Gibt sich dem Leben hin
Präsenz

10.1.2.6 Was die Emotionale Intelligenz vom Team erhält

Du hast bei der Erstellung deines persönlichen Resilienz-Profils vielleicht feststellen können, dass deine **Emotionale Intelligenz** etwas Unterstützung gebrauchen kann. Schau dir an, was im Angebot steht und nimm wahr, welches Angebot sich stimmig anfühlt. Stimmig im Sinne von: ja, genau, das gönn ich mir zu wenig. Oder: ach so, so habe ich das noch nie betrachtet. Oder: aha, da braucht es wohl eine Entscheidung. Lass dich überraschen und freue dich an den Angeboten, die du dir selbst machen kannst.

Die **Emotionale Intelligenz** erhält vom **Grenzverhalten** sicheren Raum.
Erinnern wir uns ans Zellmodell: Damit Ei- und Samenzelle verschmelzen können, brauchen sie einen Raum, in dem die Bedingungen stimmen. Damit sie sich weiterentwickeln können, brauchen sie den geborgenen Raum einer Gebärmutter. Sie brauchen einen Platz, an dem sie sich entwickeln können. Das hört nicht auf, wenn wir auf der Welt sind. Wir brauchen einen Raum, einen Platz an dem wir sein und wachsen dürfen. Je nachdem wie die Bedingungen an diesem Platz sind, sammeln wir unterschiedliche Erfahrungen und entwickeln uns unterschiedlich. Das Grenzverhalten bietet einen Platz, an dem wir leben können, einen Platz, der unsere Existenz sichert.
Die Wunderkraft des Grenzverhaltens ist Geborgenheit. Es ist sicherer Raum, um zu sein, Raum um sich erfahren und entwickeln zu können. Im geborgenen Raum haben wir die Sicherheit, ungestört unserem Herzen lauschen zu können. Wir können die Erfahrungen des Tages beleuchten und ver-werten, es bilden sich Werte.
Nimmst du dir Zeit und Raum, um zu sein? Schaffst du dir einen sicheren, geborgenen Raum, in dem du deine Gefühle zulassen kannst? Lauschst du deinem Atem und setzt Grenzen, wenn er sich nicht wohl fühlt?

Die **Emotionale Intelligenz** erhält vom **Vertrauen** die Nahrung für die Entwicklung.

Erinnern wir uns ans Zellmodell: Sobald sich die verschmolzene Ei- und Samenzelle in der Gebärmutter eingenistet haben, beginnt die Entwicklung der Zellen. Diese geschieht im Fruchtwasser. Das Wasser hält die Nährstoffe für die Zellen bereit.
Das Vertrauen ist die Kompetenz, die sich aus der Fähigkeit der Hingabe an den Fluss des Lebens entwickelt. Der Fluss des Lebens trägt uns und bringt uns mit jedem Tag neue Begebenheiten und damit verbunden neue Erfahrungen. Wir entwickeln uns im Verlauf des Lebens aufgrund dessen, was wir erfahren und erleben, aufgrund dessen, wie unser Lebensfluss verläuft.
Die Wunderkraft des Vertrauens ist die Präsenz. Präsent verbunden zu sein mit den Gefühlen ist das Geschenk, das das Vertrauen der Emotionalen Intelligenz anbietet.
Genießt du das Sammeln von Erfahrungen im Fluss deines Lebens? Vertraust du deinen Gefühlen? Fühlst du dich verbunden mit deinen Gefühlen und deiner Intuition?

Die **Emotionale Intelligenz** erhält von der **Wandlungs-Kompetenz** die neuen Erfahrungen und die Kraft der Transformation.
Erinnern wir uns ans Zellmodell: es sind die Mitochondrien in den Zellen, die die Stoffe und Botenstoffe transformieren, zu Energie verwandeln. Das Neue, das in die Zelle kommt, wird in eine brauchbare Form verwandelt. Die Wandlungs-Kompetenz sorgt mit ihrer Entdeckerfreude dafür, dass wir Neues erleben. Dabei sammeln wir neue Erfahrungen. Manche Erfahrungen fühlen sich gut an, manche nicht so gut und manche sind richtig schmerzhaft. Damit diese Erfahrungen als Erfahrungswerte brauchbar werden, müssen sie transformiert werden. Sie durchlaufen einen Prozess, in dem sie in eine Form gebracht werden, in der sie in unsere Erfahrungs-Schatzkiste passen. Dazu leistet die Neurobiologie eine beachtliche Leistung. Etwa genauso beachtlich, wie die Leistung der Mitochondrien, die aus einem Apfel Energie herstellen, oder aus Rindfleisch oder Soja. Es muss sich hierbei um einen hochkomplexen Vorgang handeln, bei dem am Ende immer dieselbe reine Energieform herauskommt. Vergleichbar

arbeitet unser Gehirn in hochkomplexer Form, so dass aus Erfahrungen Erkenntnisse entstehen, brauchbares Erfahrungswissen. Dazu wird mit anderen Erfahrungen abgeglichen und der Energiewert der Erfahrung wird erfasst und entsprechend abgespeichert, als nützlich oder energieraubend.
Die Wunderkraft der Wandlungs-Kompetenz sind die offenen Sinne. Dieses Geschenk befähigt die Emotionale Intelligenz, ihr Gegenüber offen wahrzunehmen. Es befähigt zur Empathie. Die offenen Sinne ermöglichen das Wahrnehmen der Umgebung. Handelt es sich um eine wohltuende Umgebung, zum Beispiel eine Waldlichtung mit Bach und Vogelgezwitscher, so kann dies wahre Glücksgefühle auslösen. Handelt es sich um eine unangenehme oder gar gefährliche Umgebung, so geht im günstigsten Fall eine Meldung an die Führungs-Kompetenz, so dass eine Entscheidung gefällt werden kann.
Lässt du neue Erfahrungen zu? Bist du bereit, gemachte schwierige Erfahrungen zu einem Lern-Wert zu transformieren? Bist du bereit, nochmals neu zu wagen?

Die **Emotionale Intelligenz** erhält von der **Kommunikations-Kompetenz** die Verbindung nach Außen und den Ausdruck ihrer Gefühle.
Erinnern wir uns an die Fähigkeit der Diffusion im Zellmodell. Es ist diese Fähigkeit, die Stoffe von innen nach außen und von außen nach innen bringt. Sie schafft die Verbindung zur Außenwelt und zur Nachbarzelle.
Nun kommt diese Fähigkeit, Verbindung zu schaffen, der Emotionalen Intelligenz zugute. Da sind die Verbindungen zu anderen Menschen. Sie bringen der Emotionalen Intelligenz allerlei Erfahrungen. Es sind unsere Erfahrungswerte, die die Führungs-Kompetenz informieren, ob wir Beziehungen pflegen oder abbrechen. Denn es gibt Menschen, mit denen wir gerne in Verbindung sind, weil diese Verbindung angenehme Gefühle auslöst. Es gibt aber auch Beziehungen, die unangenehme Gefühle auslösen. Und zu wiederum anderen Menschen ist Verbindung gar nicht möglich. Es ist, als würde man aneinander vorbeireden, als ob man einfach nicht dieselbe Frequenz findet. Wenn unsere Emotionale Intelligenz eine gute

Verbindung zum Grenzverhalten pflegt, so wird es nicht das Gegenüber bewerten, sondern nur die eigenen Gefühle.
Lässt du die Gefühle zu, die in Verbindung mit deinem Gegenüber entstehen?
Die Wunderkraft der Kommunikations-Kompetenz ist die Einzigartigkeit. Wunderkraft und Fähigkeit zusammen ermöglichen es der Emotionalen Intelligenz, ihre Gefühle in einzigartiger Weise zum Ausdruck zu bringen. Die Kommunikations-Kompetenz bringt zum Ausdruck, was das Herz zu sagen hat. Es brauchen nicht ausschließlich Gefühle zu sein, das Herz hat in seiner Erfahrungs-Schatzkiste eine ganze Menge an Weisheitsperlen und möchte vielleicht dann und wann eine dieser Perlen mit seiner Umgebung teilen. Genau dafür erhält es von der Kommunikations-Kompetenz den Ausdruck.
Sprichst du für dein Herz? Bringst du Gefühle zum Ausdruck. Äußerst du Ahnungen, Intuitionen oder Bedenken, die „nur“ auf einem Gefühl beruhen?

Die **Emotionale Intelligenz** erhält von der **Führungs-Kompetenz** die Entscheidung zugunsten der Herzensanliegen.
Die fühlende Wahrnehmung des Herzens füllt die Emotionale Intelligenz mit Erfahrung und Entwicklung. Die fühlende Wahrnehmung des Herzens würde immer und immer wieder dieselben Erfahrungen machen müssen, gäbe es nicht eine Verbindung zur Führungs-Kompetenz, die Entscheidungen trifft, gewisse Erfahrungen nicht zu wiederholen.
Stell dir vor, du entscheidest dich heute Abend, mit einer Freundin essen zu gehen. In deiner nahen Umgebung gibt es zwei Lokale. Du hast in beiden schon gegessen und unterschiedliche Erfahrungen gemacht. Deine Freundin möchte gerne in Lokal A. Da hast du dich aber die letzten Male nicht wohl gefühlt. Nun braucht es eine Entscheidung deiner Führungs-Kompetenz zugunsten deines Wohlbefindens. Möglicherweise ist die Freundin sofort einverstanden, möglicherweise muss die Entscheidung verhandelt werden. Dazu braucht es die Verbindung mit anderen inneren Teammitgliedern.

Entscheidest du für dein Herz? Entscheidest du aufgrund deiner Erfahrungswerte?

Die **Emotionale Intelligenz** erhält von sich selbst den Zustand des Seins. Sein ohne zu tun. In diesem Zustand geschieht Entwicklung aus sich selbst. In diesem Zustand ist es der Emotionalen Intelligenz möglich, die Entwicklung anzunehmen, so wie sie geschehen ist. In diesem Zustand ist es der Emotionalen Intelligenz möglich, in den Erfahrungen, die diese Entwicklung mit sich gebracht hat, die Perlen des Lebens zu entdecken. Die Perlen und die Kieselsteine, die kantigen und die runden, sie alle gehören in den Erfahrungs-Schatz und machen uns zu dem, was wir sind.

Führungs-Kompetenz
Die Kraft der Entscheidung
Eigenverantwortung
Handelt
Vision

entscheidet zugunsten
des Herzens

Emotionale Intelligenz
Die Kraft des Annehmens
Erfahrungs-Werte
Ist
Entwicklung
aus sich selbst

bringt neue Erfahrungen

bietet dem Herzen und
der Entwicklung sicheren Raum

bringt Gefühle
zum Ausdruck

nährt die Entwicklung

Wandlungs-Kompetenz
Die Kunst der Transformation
Entdeckerfreude
Bewegt
Wahrnehmung

Kommunikations-Kompetenz
Das Glück des Austausches
Schafft Verbindung
Zeigt sein Eigenes
Einzigartigkeit

Grenzverhalten
Die Kraft JA zu sagen
Begrenzt die Zuständigkeit
Sorgt für einen Platz
Geborgenheit

Vertrauen
Die Kraft loszulassen
Regeneration
Gibt sich dem Leben hin
Präsenz

10.1.2.7 Wenn nichts mehr geht

Die 7. Wunderkraft

Ich habe nun ausgiebig beschrieben, welche Unterstützung wir von unserem Inneren Team bekommen. Doch manchmal gibt es im Leben Dinge, auf die haben wir keinen Einfluss. Manchmal ereilt uns ein Schicksalsschlag oder wir erleiden einen Verlust, der zu schwer zu ertragen ist.

Ich habe eingangs beschrieben, wie sich in meiner Praxis das vorliegende „Atem & Resilienz Modell" entwickelt hat. Grundlage für die Fähigkeiten haben mir die von Prof. Glaser beschriebenen Verhaltensformen geliefert. Die Verhaltensformen fand er in jeweils einem Meridianpaar abgespeichert. Daraus habe ich die Kompetenz abgeleitet, die sich daraus entwickeln kann. Grundlage für die Wunderkräfte haben mir die von Prof. Glaser beschriebenen Zustandsformen geliefert. Die Zustandsformen fand Glaser abgespeichert in den Sonder- oder Wundermeridianen. Es sind sechs Verhaltensformen mit dazugehörigem Meridianpaar, jedoch acht Zustandsformen in jeweils einem Wundermeridian. Es sieht also aus, als hätte uns das Leben mit zwei zusätzlichen Kräften ausgerüstet. Diese will ich an dieser Stelle beschreiben. Eine davon ist die Kraft der Demut. Demut im Sinne von: ich nehme mein Schicksal an.
Dazu möchte ich die Geschichte erzählen, wie ich diese Kraft zum ersten Mal in ihrer Echtheit erleben durfte. Das Wort war für mich nämlich negativ belegt. Ich kannte Demut als etwas Unterwürfiges, Gebücktes. Doch so ist die im Körper gespeicherte Demut nicht gemeint.
Es war ein Tag in der Ausbildung zur Psychodynamischen Körper- und Atemtherapie. Wir beschäftigten uns mit den Meridianen und den Wundermeridianen. Bei der Einstiegsrunde zu Beginn der Klasse berichtete eine Teilnehmerin, dass ihr Sohn einen Unfall hatte und im Koma liege. Die Ärzte meinten, sie könnten vermutlich sein Leben retten, doch er würde fast sicher gelähmt bleiben. Wir waren zutiefst betroffen, voller

Mitgefühl und doch fehlten uns die Worte. Was konnte man dazu sagen? Wie konnte man da zur Tagesordnung übergehen?
Unsere Ausbilderin – sie hat meinen größten Respekt – hat das Programm, das sie für diesen Tag vorbereitet hatte, sofort geändert. Sie führte uns mit Bedacht und Sorgfalt in das Erleben der Demut. In der Körpertherapie wird dabei der entsprechende Wundermeridian in die Dehnung gebracht und „beatmet". Dieses Tun löste in mir zum ersten Mal das Gefühl der Demut aus. Demut im Sinne von: ich nehme mein Schicksal an. Ich beuge mich dem höheren Willen, ohne mich klein oder wertlos zu machen.
Ich habe diese Übung im Verlauf meines Lebens noch oft gemacht und gemerkt, dass es auch der Demut bedarf, um ein günstiges Schicksal anzunehmen. Wenn ich mir Fragen stelle wie: wieso bin ich nicht hungernd in Äthiopien geboren worden? Wieso habe ich das Glück, vom Krieg verschont zu bleiben? Dann nehme ich demütig und dankbar mein gutes Schicksal an und mache das Beste daraus.

Wenn es also in deinem Leben etwas gibt, das du mit diesem Atem- und Resilienz-Training nicht bewältigen kannst, so erinnere dich, dass es auch etwas gibt, was ich hier Schicksal nenne.

Die 8. Wunderkraft

Sich dem Schicksal zu beugen ist die eine Seite, sich dem Himmel entgegenzustrecken, und um Hilfe zu bitten, ist die andere Seite. Die achte Wunderkraft ist die Hinwendung zu einer höheren Instanz, um von dort Weisung und Hilfe zu erhalten. Diese Weisung und Hilfe gilt es dann verantwortlich umzusetzen.
Ich habe die 7. und die 8. Wunderkraft erlebt als übergeordnete Instanz zur Führungs-Kompetenz und zur Emotionalen Intelligenz. Die Emotionale Intelligenz nimmt an. Die Führungs-Kompetenz weiß, was zu tun ist. Doch die 7. und die 8. Wunderkraft liegen außerhalb unseres Begreifens. Es ist etwas, was außerhalb unserer Macht steht. Manche nennen es Gott. Die Religion, die Philosophie und die Mystik haben viele Worte dafür gefun-

den. Keines scheint mir in vollem Maße das auszudrücken, was gemeint ist. Ich nenne es die Quelle. Finde du dein eigenes Wort zu dem Gefühl, das dich verbindet mit dem, was außerhalb deines Begreifens liegt.
Wenn uns nun also das Schicksal etwas beschert, was menschliches Ertragen übersteigt, so muss es auch dieselbe Instanz sein, die uns das bereit hält, was es uns dann doch ertragen lässt. Sich dieser Instanz hinzuwenden, um die Kraft zu erhalten, das Geschehene zu ertragen. Und um die Weisung zu erhalten, wie das Geschehen ins Leben integriert werden kann.
Sich dem Leben zu beugen und sich dem Himmel entgegenzustrecken, bringt uns in die Mitte, in die Aufrichtung. Ich bin da. An dem Platz, den mir das Leben geschenkt hat. Mit dem Schicksal, das es für mich bedacht hat. Mit der Kraft und der Weisung, wie ich es leben darf. Für die Umsetzung steht mir ein ganzes Inneres Team zur Verfügung – mein archaisches Inneres Team, bestehend aus Teilen meines Selbst.

Dehnen und beatmen der 7. Und 8. Wunderkraft

Vielleicht hast auch du Lust, diese Übung, die ich vor vielen Jahren in meiner Ausbildung gelernt habe, zu machen, um dir eine Erfahrung zu schenken. Die Erfahrung der Demut und der Aufrichtung.

- Nimm dir 10 Minuten Zeit und setzte dich aufrecht hin. Das kann auf der festen Unterlage eines Hockers sein, wenn du dich damit wohl fühlst, kannst du dich auch im Schneidersitz auf den Boden setzen.

- Komme zur Ruhe, nutze wenn nötig dazu die Atemübung „Grund und Boden“ aus dem Kapitel 9.2.3.

- Nun rollst du über deine Sitzbeinhöcker nach hinten, dein Becken kippt nach hinten, dein Rücken rundet sich und der Kopf neigt sich. So wird deine gesamte Rückenseite aufgedehnt. Dabei atmest du ein.

- Beim Ausatem richtest du dein Becken auf und lässt es über die Sitzbeinhöcker nach vorne kippen. Dabei öffnet sich deine ganze Vorderseite und dein Gesicht wendet sich dem Himmel zu. Genieße die Atempause.

- Beim nächsten Einatem rollt dein Becken über die Sitzbeinhöcker nach hinten und du neigst dich. Mache die Bewegungen in deinem ganz persönlichen Atemrhythmus.

- Wenn du magst, wechsle den Atemrhythmus: du neigst dich beim Ausatmen und öffnest deine Vorderseite beim Einatem. Welche Variante fällt dir leichter?

Spüre, wann du in der Mitte innehalten willst. Du hältst deine Wirbelsäule aufrecht und lässt den Atem frei fließen. Nimm wahr, wie du dich jetzt fühlst.
genieße die Gefühle der Ruhe und des Friedens, vielleicht Demut und Dankbarkeit, die möglicherweise in dir wachgerufen wurden.

10.2 Die Vorbereitung auf eine herausfordernde Situation

Du kennst nun dein persönliches Resilienz-Profil und bist dir auch bewusst, welche Verbindungen du vermehrt stärken möchtest.

Nun steht dir eine Schwierigkeit bevor. Oder du stolperst immer wieder über denselben „Stein". Für die Anwendung dieser Methode macht es keinen Unterschied, ob es eine einmalige Herausforderung ist oder ob es etwas ist, was vielleicht immer wieder vorkommt.

Du bist inzwischen mit der Denkweise von Atem & Resilienz und dem archaischen Inneren Team vertraut. Bei dieser Methode geht es um den

Versuch, deinen inneren Zustand im Zusammenhang mit der Herausforderung sichtbar – und damit veränderbar – zu machen.

- Nimm dir beim ersten Mal etwas großzügiger Zeit, vielleicht 20 bis 30 Minuten und suche einen geschützten Raum, in dem du ungestört bei dir sein kannst. Mit der Zeit und etwas Übung brauchst du vermutlich deutlich weniger Zeit. Du benötigst für diese Übung das Kartenset, das als Download bereitsteht und ein Symbol für die Herausforderung, um die es gehen soll.

- Wähle aus deiner Umgebung einen Gegenstand, den du als Symbol für die Herausforderung hinlegst.

- Definiere den Raum, in dem du nun gleich dein Inneres Team „aufstellen“ wirst. Dazu kannst du eine Schnur legen, so wie du es in dem Experiment „Die Schnur-Übung“ im Kapitel über das Grenzverhalten erfahren hast (Kapitel 6.1.3, S. 27).

- Begib dich in Gedanken und in Gefühlen in die herausfordernde Situation.

- Platziere nun alle sechs Kärtchen innerhalb des definierten Raumes. Lasse es deine Hände tun, ganz aus dem Bauch heraus. Es kann sein, dass dein Team kreuz und quer liegt, es kann sein, dass eines oder mehrere Kärtchen umgedreht sind, es kann sein, dass eines oder mehrere Kärtchen außerhalb des definierten Raumes zu liegen kommen. Es kann sein, dass nur ein einziges Kärtchen nicht ganz so daliegt, wie es dir gefallen würde. Lass zu, was du legst, lass dich überraschen und nimm dann innerlich Abstand zu der Herausforderung.

- Vielleicht setzt du dich einen Meter weiter nach hinten. Nun kannst du aus der Distanz heraus schauen, wer von deinem Inneren Team der Herausforderung zugewandt ist.

- Wer spielt mit?
- Wer steht wem zur Seite?

Nimm dir Zeit, zuerst zu schauen, bevor du veränderst. Nimm dir Zeit, zu spüren und zu verstehen, was es bedeutet, wenn beim Gespräch mit dem Chef z. B. Vertrauen nicht an der Seite der Kommunikations-Kompetenz steht.
Da es sich um dein eigenes Inneres Team handelt, darfst du nun verändern. Jetzt darfst du, mit den entsprechenden Worten, z. B. dein Vertrauen einladen, die Kommunikations-Kompetenz zu unterstützen.
Du hast die Möglichkeit, verschiedene Aufstellungen auszuprobieren. Du wirst es körperlich wahrnehmen, wenn es passt. Freue dich auf den Auftritt mit deinem neu aufgestellten Inneren Team und lass dich überraschen, was sich dabei anders anfühlt.
Ich bin mir bewusst, dass das alles vielleicht ein bisschen ungewohnt anmutet. Doch vielleicht gibt dir deine Wandlungs-Kompetenz einen Schubs und lädt dich dazu ein, spielerisch etwas Neues auszuprobieren. Und lass dich überraschen, welche Auswirkungen deine Spielereien auf deinen Alltag haben!

10.3 Konflikte

Wenn zwei Menschen in einen Konflikt geraten, dann haben sie die Tendenz, den Fehler bei ihrem Gegenüber zu finden, ihm Vorwürfe zu machen oder ihn sogar zu beschuldigen: „Wäre er oder sie nur nicht so oder so, dann wäre alles viel einfacher." Damit kommen wir in der Regel nicht weiter. Wenn beide Partner mit der Denkweise dieses Buches vertraut sind, könnt ihr zu zweit arbeiten. Du kannst bei einem Konflikt aber sehr gut auch „nur" deine Seite anschauen und dich dann überraschen lassen, welche Auswirkung das auf den Konflikt haben wird. Den Konflikt gemeinsam anzuschauen, setzt ein Grundvertrauen und eine gewisse Nähe voraus.

Wenn du deine Seite des Geschehens anschauen magst, so nutzt du erneut das Kartenset. Ich habe die Methode bereits im vorherigen Kapitel beschrieben. Nutze ein Symbol für den Konflikt, nicht für dein Gegenüber. Nun legst du dein Team in Bezug auf den Konflikt und schaust dir an, wie es in dir drinnen bei diesem Thema aussieht. Ordne dein Inneres Team so lange, bis sich dein Atem entspannt.

Wenn ihr zu zweit arbeitet, tut das nicht während einer Auseinandersetzung! Es braucht etwas Distanz. Wenn ihr euch entscheidet, zu zweit das Innere Team aufzudecken, dann verabredet zuerst die Regeln. Lasst euch gegenseitig ausreden. Seid offen und neugierig darauf, was euch offenbart wird. Es gibt weder ein Richtig noch ein Falsch, es gibt einfach den jetzigen Zustand wieder. Es ist wichtig zu wissen, dass dein Inneres Team immer sein Bestes gibt, also bitte verurteile es nicht, weder das deine noch das deines Gegenübers. Es darf ausschließlich im eigenen Team geordnet werden!

- Wählt den Gegenstand, der den Konflikt symbolisieren soll, gemeinsam und platziert ihn auch gemeinsam. Das Innere Team stellt dann jede*r für sich auf, in dem zuvor definierten Raum.
- Nun folgt ein Schritt, der die Sichtweise auf den Konflikt verändern kann: du lässt dein Gegenüber in „deine Karten schauen". Du erklärst deinem Gegenüber dein Inneres Team. Durch das Sichtbarmachen kannst du plötzlich selber verstehen und fühlen, wieso du so und nicht anders gehandelt hast.
- Du lässt dir von deinem Gegenüber sein/ihr Inneres Team zeigen. Lass dabei dein Herz offen sein und nimmt einfach wahr, ohne zu werten.
- Wie viel hat wirklich mit dem Gegenstand des Streits zu tun? Nun machst du dich daran, zu verändern. Wie möchtest du die Aufstellung in deinem Inneren Team verändern?

– Ist das Grenzverhalten an seinem Platz und die Zuständigkeit klar?
– Wo steht deine Führungs-Kompetenz?
– Wofür übernimmst du die Verantwortung?

- Wo steht die Emotionale Intelligenz?
- Wie wirken deine persönlichen Werte auf diesen Konflikt?
- Wenn du in deinem Team Veränderungen vornimmst, welche Auswirkung hat das auf dein Gegenüber? Sprich aus, was du veränderst.
- Was verändert dein Gegenüber in seinem Team? Welche Auswirkung hat das auf dich? Hör zu, was dein Gegenüber verändert.
- Wie wichtig ist nun noch der Gegenstand des Konflikts?

Trefft für die Zukunft eine Vereinbarung, wie ihr miteinander umgehen wollt, wenn ein neuer Konflikt auftauchen sollte.

10.4 Beziehungsthemen

Um dieses Modell zur kreativen Lösung von Beziehungsthemen nutzen zu können, lohnt es sich, dass beide Personen mit dem Modell vertraut sind.

Wenn ich von Beziehungsthemen spreche, meine ich alle Beziehungen, nicht nur die Paar-Beziehung. Wir stehen in Beziehung zu unseren Kollegen und Freunden, zu unseren Vorgesetzten, zu unseren Eltern und unseren Kindern, zu unseren Nachbarn.

Wir alle lernen die Art und Weise, wie Beziehung gelebt wird, in früher Kindheit und Jugend. Vieles von dem, was wir da gelernt haben, ist uns nicht bewusst. Sobald wir uns diese erlernten Muster bewusst machen, haben wir die Möglichkeit, sie zu beeinflussen, sie zu ändern. Und genau dafür eignet sich dieses Modell. Es zeigt auf, wie das archaische = unbewusste Innere Team aufgestellt ist, wenn es um Beziehung geht. Es zeigt auf, dass es sich, je nachdem wer unser Gegenüber ist, anders aufstellt. Wir kennen das vermutlich alle: manche Beziehungen gelingen einfach mühelos und manche sind einfach kaum zu handhaben. Das liegt daran, dass die beiden Inneren Teams aufeinander wirken.

Die Art und Weise, wie sich das archaische Innere Team aufstellt, hängt wiederum von der Art und Weise ab, wie sich das archaische Innere Team des Gegenübers aufstellt. Oder anders gesagt: die Art und Weise, wie du dich verhältst, hat Einfluss auf die Art und Weise, wie sich dein Gegenüber verhält. Oder noch einfacher ausgedrückt: So wie man in den Wald hineinruft, so schallt es zurück. Sich aufzuregen, wie sich jemand verhält, hilft in der Regel wenig, außer, dass es die eigene Laune trübt und die Beziehung vermutlich eher verschlechtert als verbessert. Also lohnt es sich zu verstehen, dass jede*r Einzelne von uns die Möglichkeit hat, menschliches Miteinander zu beeinflussen. Wir können die Anderen, unser Gegenüber, unsere Mutter, unsere Freunde, wir können niemanden verändern, außer uns selbst oder unsere innere Haltung. Indem wir uns bewusst machen, wie unser Inneres Team im Kontakt mit dem Gegenüber aufgestellt ist, haben wir die Möglichkeit der Veränderung ergriffen und wir können uns daran machen, Friedensarbeit zu leisten.

Doch wie sieht das nun konkret aus?
Ich habe in den obigen beiden Kapiteln die Methode und deren Anwendung bereits beschrieben. Beziehungsthemen werden in derselben Weise beleuchtet wie ein Konflikt. Oft tauchen sie auch anhand eines Konflikts auf. Was ich jedoch an dieser Stelle beschreiben möchte, das sind Alltags-Beziehungsmuster, Alltags-Beziehungsmuster, die unsere Freude an der Beziehung trüben. Es sind diese kleinen Dinge, die ein bisschen wie Sand im Getriebe wirken. Nicht wirklich schwere „Vergehen", eher so Sachen wie: Zahnpastatube offenlassen oder Schuhe nicht ins Regal stellen oder Krümel nach dem Frühstück nicht wegwischen.
Ich gebe zu, die Beispiele erscheinen lächerlich. Doch die meisten von uns kennen das: Es gibt Tage, da kann uns so etwas Kleines ärgern, obwohl wir wissen, dass das nun wirklich nichts ist, worüber es sich zu ärgern lohnt. Wähle du für dich oder wählt ihr für euch, welches Thema ihr heute anschauen möchtet. Es ist eine wunderschöne Methode, einander und sich selber besser kennenzulernen. Es kann Spaß machen, mit einem Thema zu beginnen, bei dem ihr euch beide so richtig wohl fühlt, etwas, was

einfach immer klappt. Zeigt einander, wie eure Inneren Teams aufgestellt sind, wenn ihr liebevoll, freudig und in Frieden miteinander seid. Diese Aufstellung kann sichtbar machen, ob eure beiden Teams sich ergänzen oder ob sie aus demselben Holz geschnitzt sind.

- Seid ihr so wohlig in Schwingung miteinander, weil ihr es beide liebt, wenn die Wandlungs-Kompetenz vorne ist und ihr auf Entdecker-Tour seid?
- Oder fühlst du dich sehr wohl mit ihm, weil er dir die Geborgenheit und die Sicherheit bietet, die deinem Herzen so unendlich gut tut?
- Fühlst du dich so geliebt von ihr, weil ihr annehmendes Herz ganz vorne steht und deine Einzigartigkeit so annimmt, wie du eben bist?
- Erinnert euch an diese Aufstellung wenn ihr an einem anderen Tag oder zu einem späteren Zeitpunkt eure Inneren Teams zu einem „Sandkorn im Getriebe" aufstellt.

Ich möchte gerne ein Beispiel beschreiben: Es kann sein, dass ihr eure Inneren Teams aufstellt, weil sie zu oft an dir herumnörgelt. Beim Legen der Kärtchen kannst du sehen, dass ihr Grenzverhalten weit weg von der Kommunikations-Kompetenz liegt. Das zeigt dir, dass sie Dinge ausspricht, die nicht in ihrem Zuständigkeitsbereich liegen. Nun kannst du natürlich mit dem Finger darauf zeigen und sie bitten, sich doch in Zukunft um ihre eigenen Dinge zu kümmern. Oder du kannst in dein eigenes Team schauen. Wo ist dein Grenzverhalten platziert? Kann es sein, dass euer Team sehr ähnlich aufgestellt ist? Kann es sein, dass du dich klarer positionieren musst, damit sie deine Grenzen überhaupt wahrnehmen kann? Oft ist es so, dass wir vom anderen wünschen, was wir uns selber nicht geben. Natürlich können wir es dabei belassen und weiterhin unzufrieden sein. Oder wir können uns selber geben, was wir uns vom Gegenüber wünschen und uns damit unabhängig und glücklich machen.

10.4.1 Die Kunst des Wünschens

Ihr habt nun eure Karten zu einem Thema gelegt, das in eurer Beziehung schwierig ist. Und ihr habt gesehen, dass ihr euch Wünsche, die ihr an euer Gegenüber habt, meist selbst erfüllen könnt. Doch manchmal ist es auch schön, sich in der Beziehung etwas zu wünschen. Ich beziehe mich auf das Beispiel im vorigen Kapitel. So könnte es sein, dass du dir wünschst, dass sie sich bewusst ist, dass es deine Schwachstelle ist, dich zu positionieren und dass sie deshalb an dieser Stelle etwas feinfühliger mit dir umgeht. Du könntest dir von ihr wünschen, dass sie dich dann und wann einlädt, deine Position kundzutun. Dabei ist es wichtig, zu unterscheiden, dass du dir das von ihr wünschen kannst, dass sie aber niemals die Verantwortung dafür übernehmen kann. Aber vielleicht verhilft sie dir nach und nach zu mehr Selbstverständlichkeit in deiner Positionierung. So wachsen wir miteinander und aneinander.

11. Die Freude am Leben heißt Freude am Atmen

Kehren wir an den Ausgangspunkt des Buches zurück – jetzt solltest du inzwischen ein tiefes Verständnis zu folgenden Aussagen entwickelt haben:

Atem ist **Lebenskraft** – ES atmet uns vom ersten bis zum letzten Atemzug. Mit der Atmung versorgen wir all unsere Zellen, unsere Organe und unser Gehirn mit Sauerstoff. Täglich 24 Stunden lang.
Erkennst du darin die Kraft des **Grenzverhaltens**? Unser Selbst-Anteil, der für eine Existenz sorgt.

Atem ist **Variabilität** – Unser Atem reagiert flexibel auf veränderte Lebenssituationen: der Atem geht schneller, wenn wir rennen oder wenn wir Angst empfinden und er wird ruhig, wenn wir schlafen. Unser Atem reagiert direkt auf unsere Befindlichkeit und gibt somit Auskunft, ist Indikator unserer Befindlichkeit. Atem und Psyche sind ein untrennbares Paar. Befinden wir uns wohl, ob ruhig, allein, in Gesellschaft, körperlich aktiv oder ruhend, bewegt sich unser gesunder Atem immer situationsangepasst, variabel.
Erkennst du darin die Kraft der **Wandlungs-Kompetenz**? Unser Selbst-Anteil, der die Kunst der Transformation beherrscht.

Atem ist **Geist** – Unser Atem öffnet die heiligen Räume. Der Atem verbindet unser Bewusstsein mit unserem Unbewussten. Der Atem verbindet Sichtbares mit Unsichtbarem, Stoffliches mit Ätherischem.
Erkennst du darin die Kraft der **Führungs-Kompetenz**? Unser Selbst-Anteil, der Entscheidungen fällt.

Atem ist **Fluss** – Es atmet ein und aus, ein und aus, ein und aus. Egal, ob wir wachen oder schlafen, ob wir uns auf die Atmung konzentrieren oder nicht: wir können uns darauf verlassen.

Erkennst du darin die Kraft des **Vertrauens**? Unser Selbst-Anteil, der sich dem Fluss des Lebens hingibt.

Atem ist **Seele**. Nach Auffassung der alten Griechen handelt es sich beim Zwerchfell, unserem Haupt-Atemmuskel, um den Sitz der Seele. Das Atemverhalten spiegelt also direkt unser Wesens-Verhalten. Über den Atem gehen wir in Verbindung mit der Außenwelt. Auf diese Außenwelt reagiert der Atem unmittelbar, wir reagieren auf Berührung, auf Geruch, ja, auf alle unsere Sinne. Der Atem verleiht uns Stimme und bringt unser Eigenes zum Ausdruck.

Erkennst du darin unsere **Kommunikations-Kompetenz**? Unser Selbst-Anteil der in einzigartiger Art und Weise in Verbindung tritt.

Atem ist **Entwicklung**. Wir atmen ein, wir atmen aus und wir ruhen in der Atempause. Es ist der Moment des Seins, ohne etwas zu tun. Und doch ist es der kreativste Moment der Atmung, es wird neuer Atem geschöpft. In der Ruhe des Seins wird das Neue geschaffen.

Erkennst du darin unsere **Emotionale-Intelligenz**? Unser Selbstanteil, der Erfahrungen sammelt.
Solange wir leben, so lange atmen wir. Solange wir atmen, haben wir Zugang zu unseren Ressourcen. Nutzen wir sie und freuen wir uns an den Herausforderungen des Lebens!

12. Gewidmet den Kindern – wie gelangt dieses Wissen zu den Kindern?

„Ich widme dieses Buch den Kindern und dem Kind in dir. Mögen wir sicheren und geborgenen Raum schaffen, in dem sich unsere Kinder in ihrer Einzigartigkeit entwickeln und entfalten können."

Daniela Huber kannte mein Modell bereits länger. Während der überaus herausfordernden Zeit der Pandemie hatte ich den Wunsch, den Kindern mein Modell zugänglich zu machen. Kinder sind jedoch nicht meine Zielgruppe. Also bat ich Frau Huber um Hilfe. Wir spintisierten eine Weile herum und es wurde bald klar, dass die Kinder leichteren Zugang finden würden, wenn wir für die Selbstanteile Symbole finden könnten. Wir wurden bald fündig: Wasser, Baum, Eichelhäher, Schmetterling, Eule und Hirsch verkörpern nun also die sechs Teile des Super-Teams für die Kinder. Ich habe dazu eine Geschichte geschrieben, in der die Fähigkeiten der sechs Mitspieler deutlich wird.

Daniela Huber übersetzte auf wundervollste Art und Weise meine Übungen für die Kinder. Dabei nutzte sie die Umsetzung des Lehrplans. Diese Spiele und ihre Erfahrungswerte bei der Nutzung des Modells für die Konfliktlösung stellt Daniela Huber im Download-Büchlein zur Verfügung (siehe Download-Link auf Buch-Seite 4).
Die Geschichte möchte ich aber an dieser Stelle bereits mit Ihnen teilen.

12.1 Die Geschichte

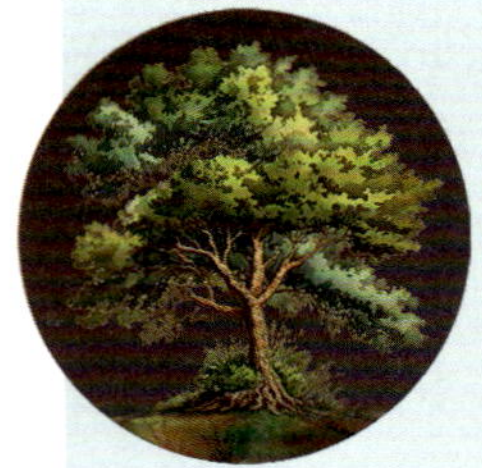

Es war einmal ein Baum, er lebte am Fuße eines felsigen, kleinen Berges in einem Wald. Seine Freundin, eine wunderhübsche Weide, lebte etwas weiter vorne gegen die Lichtung hin, nahe dem leicht plätschernden Bach. Auf den grünen Blättern des Baums krochen ein paar Raupen und in seinem Geäst hatte eine Eichelhäherfrau ihr Nest gebaut. Der Baum war glücklich, einen so guten Platz im Wald bekommen zu haben. Sein tiefes Wurzelwerk hatte Zugang zum Wasser und über das Kommunikationssystem im Boden fühlte er sich verbunden mit den anderen Bäumen im Wald. Er war sehr zufrieden darüber, dass er den Raupen und den Vögeln Lebensraum bieten konnte. Am glücklichsten aber war er darüber, dass ganz oben in seinem Geäst, seine Eule hauste. Der Baum wusste zu wessen Revier er gehörte: er stand im Revier von seinem großen Hirsch.

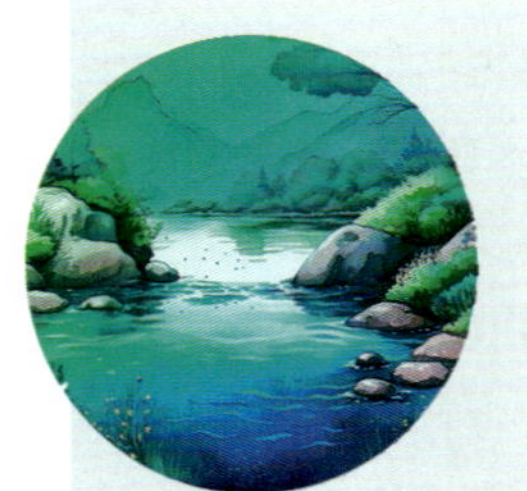

Der Bach plätscherte sehr zufrieden. Er wusste, er würde fließen, fließen, fließen und immer nur fließen. Wohin, das wusste er nicht. Oder doch? Hatte er eine Ahnung in sich, dass er auf dem Weg zum Meer war? Hoch oben am Berg entsprang seine Quelle. Woher? Auch das wusste der Bach nicht. Ob er sich bewusst war, dass er durch seine Anwesenheit den Pflanzen und Tieren hier Leben ermöglichte, das weiß ich nicht. Ich weiß nur, der Bach plätscherte zufrieden auf seinem Weg.

Die Raupen auf den Blättern des Baumes waren gefräßig. Schon sehr bald würde ihre Zeit kommen, in der sie sich verpuppen. Bis dahin wollten sie fressen. Sie wollten sich satt und fett fressen, bevor sie ihren eigenen Kokon um sich herumspinnen würden.

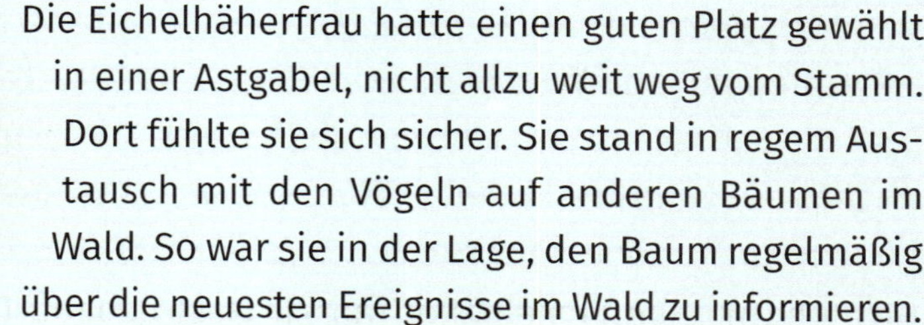

Die Eichelhäherfrau hatte einen guten Platz gewählt in einer Astgabel, nicht allzu weit weg vom Stamm. Dort fühlte sie sich sicher. Sie stand in regem Austausch mit den Vögeln auf anderen Bäumen im Wald. So war sie in der Lage, den Baum regelmäßig über die neuesten Ereignisse im Wald zu informieren. Auch trug sie Botschaften vom Baum zu seiner Freundin am Wasser. Auch wenn der Baum und die Weide über das Wurzelsystem und das unterirdische Leitsystem des Waldes stets miteinander in Kommunikation waren, so war doch die Verbindung über die Vögel eine zusätzliche Bereicherung für den täglichen Austausch.

Die Eule war eine ruhige Bewohnerin. Tagsüber sah man sie kaum. Nachts flog sie so geräuschlos durch den Wald, dass man sie auch da kaum wahrnehmen konnte. Doch sie, die Eule, sie nahm ganz genau wahr. Sie sah auch in der Nacht alles ganz klar. Und sie wusste, was recht war. Sie war alt und hatte schon sehr viel gesehen, hatte ihren Erfahrungsschatz reich gefüllt, hatte viel gelernt.

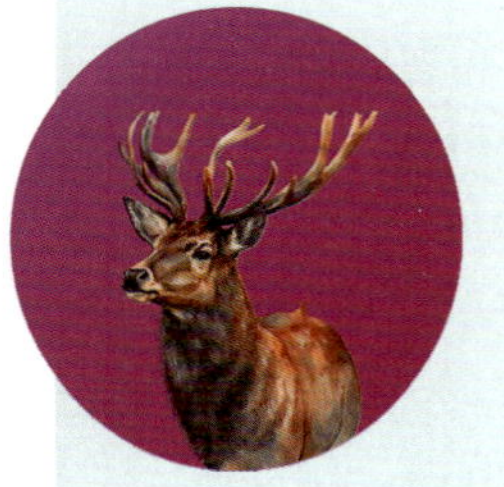

Der Hirsch war König in diesem Revier. Er fühlte sich verantwortlich für das Wohl der Bewohner in seinem Revier. Das war nicht uneigennützig, denn nur wenn es dem Baum gut ging, ging es auch dem Wald gut. Und nur so fühlte sich auch der Hirsch wohl.

Es geschah nun an einem Tage, die Raupen hatte sich längst eingepuppt, da fühlte sich der Baum etwas schwach. Seine Blätter hingen lasch an den Ästen und seine Äste federten gar nicht so leicht im Wind wie gewohnt. Der Hirsch kam auf seinem täglichen Rundgang und sah den Baum, wie er da stand und seine Blätter hängen ließ. „Baum, was ist los? Was ist mit dir?“, fragte der Hirsch. „Ich fühle mich nicht gut, Hirsch, meine Wurzelspitzen trocknen aus, ich bekomme nicht genügend Wasser. Und ich verliere den Kontakt zu meiner Freundin, der Weide.“ Der Hirsch schaute hoch, direkt ins Gesicht der Eichelhäherfrau. „Geh“, sagte der Hirsch, „geh und frag nach bei der Weide was los ist.“

Nach kurzer Zeit schon kam die Eichelhäherfrau aufgeregt zurückgeflogen. „Der Weide geht es nicht gut, sie hat kein Wasser mehr, der Bach ist leer.“

Sofort machte sich der Hirsch auf den Weg, um selber nachzusehen, was zu tun sei. Er folgte dem Bachbett bergwärts und entdeckte das Übel: ein Fels war ausgebrochen und zu Tale gestürzt, genau in den Bachlauf, nahe der Quelle.

Der Hirsch wusste, er musste etwas tun. Doch was?

Er ging zurück zum Baum, er wollte sich mit dem Baum und vor allem mit der Eule besprechen. Der Baum wirkte noch kraftloser und die Eichelhäherfrau war aufgeregt. „Wenn das noch lange so geht“, schimpfte sie, „wird mein Nest runterfallen. Und wo soll ich dann wohnen?“ „Flieg hoch und bitte die Eule zu mir“, sprach der Hirsch.

Es dauerte eine ganze Weile, bis sich die Eule mit noch etwas Schlaf in den Augen auf den untersten Ast setzte und den Hirschen fragend ansah. „Eule“, sagte der Hirsch, „der Wasserzufluss wird durch einen Felsen gestoppt, unser Leben ist in Gefahr. Was soll ich tun? Wenn ich den Felsen mit meinem Geweih in Bewegung versetze, stürzt er weiter ins Tal und richtet womöglich Schaden an.“

Die Eule schloss die Augen und alle rundherum warteten. Die Eichelhäherfrau, schon etwas ungeduldig, weil sie glaubte, die Eule sei wieder eingeschlafen, wollte sie gerade anstoßen, da öffnete die Eule ihre Augen und sagte: „Wir brauchen die Wandlungskraft.“ „Die Wandlungskraft?“, fragten Baum, Hirsch und Eichelhäherfrau im Chor. „Was ist das denn?“ Erneut schloss die Eule die Augen und als sie sie wieder öffnete, wandte sie sich an die Eichelhäherfrau. „Flieg ins Geäst schräg unterhalb von deinem Nest und schau nach, ob sich bei den Kokons schon etwas bewegt.“ Kokons? Davon hatte die Eichelhäherfrau noch nie etwas gehört. Sie hatte die Raupen gekannt, doch die waren eines Tages einfach verschwunden gewesen. Hatten die Kokons vielleicht damit etwas zu tun? Sie flog hoch und noch bevor sie oben ankam, flog ihr ein Schmetterling vor dem Schnabel durch. Sie wendete erstaunt den Kopf, ließ sich aber nicht beirren, ihren Auftrag auszuführen. Sie brauchte eine Weile, bis sie fand, wovon sie annahm, das seien Kokons. Eine Hülle war leer, bei einer zweiten schaute ein Flügel raus und bei einem dritten gab es ein ganz winzig kleines Loch zu sehen. Mit diesen Informationen flog die Eichelhäherfrau zurück zur Eule, die ruhig auf dem untersten Ast saß und soeben dem Hirsch den ersten Schmetterling vorgestellt hatte. „Der Schmetterling“, so sagte die Eule, „ist derjenige unter uns, der die Kunst der Wandlung am besten beherrscht. Er begann als Ei, vor wenigen Wochen war er noch eine Raupe, dann vertraute er sich dem Kokon an und nun fliegt er leicht und frei. Warte, bis du drei Schmetterlinge hast und dann führe sie zu der Stelle, an der der Felsen den Fluss des Wassers behindert. Dann lass sie den Felsen mit ihren Flügeln berühren und schau zu, was passiert."

Der Hirsch folgte dem Rat der Eule und führte die Schmetterlinge zum Felsen. Die Schmetterlinge, fast ein bisschen erschöpft von ihrem ersten langen Flug, setzten sich auf den Felsen, um sich auszuruhen. Und wie sie da saßen und den Felsen mit ihren Flügeln berührten, brach der Felsen in der Mitte entzwei und machte dadurch einen Durchgang frei. Bevor der Hirsch aus dem Staunen rauskam, flogen die Schmetterlinge zum Wasser, um zu trinken. Das Wasser, berührt durch die Kraft der Schmetterlinge, setzte sich in Bewegung und fand den Durchgang zwischen den Felsen. Es war sehr eng, so dass sich nur ein kleines Bächlein bildete. „Das", so dachte der Hirsch, „wird nicht reichen für den Wald." Und so setzte er sein Geweih an und schob die eine Hälfte des Felsens zur Seite. Halbiert, wie er war, konnte der Fels nur zur Seite fallen und nicht ins Tal rollen. Das Wasser aber fand wieder seinen Weg und der Bach plätscherte munterer als je talwärts.

Munter und neugierig machten sich die Schmetterlinge und der Hirsch auf den Weg zurück zum Baum. Dieser stand noch schlaff, lächelte aber bereits wieder, denn die Eichelhäherfrau hatte ihm erzählt, die Weide erhalte bereits wieder Wasser und sei dabei, sich zu erholen. Auch der Baum spürte an den äußersten Enden seiner Wurzeln bereits die steigende Feuchtigkeit und er wusste, er und damit seine Bewohner, waren gerettet. Gemeinsam hatten sie es geschafft.

13. Mein Dank

Mein Dank geht an dieser Stelle an Daniela Huber. Hättest du, Dani, nicht den Mut gehabt, ein Pilotprojekt zu starten, wäre es nie zu dieser kostbaren Umsetzung gekommen. Deine Berichte aus der Schule haben mich immer wieder aufs Neue motiviert.

Danke an Nija Sonja Böckler. Mit so viel Einfühlungsvermögen hast du die Icons zu den Symbol-Bildern für die Kinder verwandelt. Danke auch für deine Geduld, meine handgezeichneten Grafiken umzuwandeln und immer wieder aufs Neue Ideen von mir umzusetzen.

Ich danke Yanique Gutknecht. Du hast mir in der Anfangsphase Einblick in deinen Schulalltag gewährt und damit mein Verständnis für die alltäglichen Herausforderungen unserer Lehrkräfte maßgeblich beeinflusst hat. Du hast mich damit motiviert, ein für mich neues Zielpublikum anzusprechen.

Aus tiefstem Herzen danke ich meinem Partner Merlin Grön! Du hast immer an mich geglaubt. Deine Geduld und dein Gegenlesen der Texte sind von unschätzbarem Wert. Und hättest du mir nicht in stiller Weise immer wieder den Rücken freigehalten, so weiß ich nicht, wie ich Zeit und Raum gefunden hätte, diese Idee zu verwirklichen und mir damit einen großen Wunsch zu erfüllen: den Wunsch, den Menschen die Liebe zu ihrem Atem etwas näher zu bringen.

Last but not least geht mein Dank an Brigitte Balke-Schmidt vom verlag modernes lernen. Ohne ihr Engagement und ihr unermüdlich geduldiges Beantworten meiner Fragen gäbe es dieses Buch nicht.

14. Fachbegriffe und Literaturverweis

Fachbegriffe

- Archaisch: ursprünglich, altertümlich. In der Psychologie verwendet für: entwicklungsgeschichtlich den ältesten Schichten der Persönlichkeit angehörend.
- Diffusion: gegenseitige Durchdringung
- Entelechie: das Ziel in sich tragend, aus sich selbst entwickelnd
- Freeze: einer der drei ursprünglichen Stress-Reaktionen Fight = Kampf, Flight = Flucht, Freeze = Erstarrung, Todstellreflex
- Einatem-Impuls: meint die Stelle am Rumpf, in der der erste Bewegungsimpuls beim Einatmen zu spüren ist
- Verhaltensform: die Art und Weise, in der sich ein Mensch in einer Situation verhält
- Fähigkeit: hier benutzt als: in jeder Zelle angelegt
- Kompetenz: hier benutzt als: aus der Fähigkeit entwickelte, bewusst einsetzbare Kompetenz
- Wunderkraft: hier benutzt als: in den Wundermeridianen angelegte Zustandsform, beschrieben von Glaser (1993, s.u.)
- Zustandsform: hier benutzt als: sich in einem Zustand befindend, der das Erlernen der in der Fähigkeit angelegten Kompetenz fördert
- Phänomenologisches Wissen: hier benutzt als: Bewusstwerdung gekoppelt an eine Wahrnehmungserfahrung

Literaturverweis

Glaser, Volkmar (1993): Eutonie. Das Verhaltensmuster des menschlichen Wohlbefindens. Stuttgart: Haug.

Raum für Notizen

Raum für Notizen

Raum für Notizen

Raum für Notizen

Raum für Notizen

Raum für Notizen

Raum für Notizen

Raum für Notizen

Empathie – Achtsamkeit – Offenheit

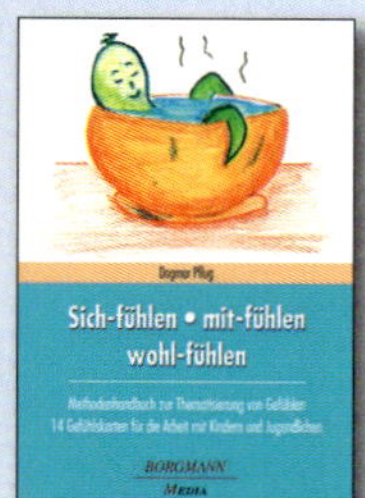

Dagmar Pflug

Sich-fühlen • mit-fühlen • wohl-fühlen

Methodenhandbuch zur Thematisierung von Gefühlen – 14 Gefühlskarten für die Arbeit mit Kindern und Jugendlichen

In allen sozialen Kontexten ist es erforderlich, eigene Erwartungen und Wünsche mit denen der äußeren Umwelt in Einklang zu bringen. Konflikte sind dadurch vorprogrammiert und gründen in der Regel auf Gefühlen wie Unzufriedenheit, Enttäuschung, Wut oder Traurigkeit. Diese und andere Gefühle differenziert zu erspüren und mitzuteilen ist oft gar nicht so einfach – Spannungen und / oder unangemessene Verhaltensweisen sind die Folge, und eine Klärung des Konflikts auf der Grundlage eines gegenseitigen Verstehens rückt in weite Ferne. „Wie geht es dir gerade?" Wenn andere meine Gefühle ernstnehmen, so gelingt mir dies auch viel besser, und ich fühle mich angenommen in der Gemeinschaft – eine wesentliche Voraussetzung für soziales Lernen und Anpassungsbereitschaft. Dieses Handbuch enthält neben 14 Gefühlskarten klar verständliche (Spiel-) Anleitungen, um Gefühle zum Thema zu machen. Sie sind gezielt einsetzbar, um das Gruppen- und Arbeitsklima zu verbessern, das Selbstbewusstsein und die Wahrnehmung zu fördern, die sozialen Kompetenzen zu stärken, Konflikte zu bearbeiten, und sie dienen der Gewaltprävention.

4. Auflage 2023, 48 S., 14 farbige Gefühlskarten zum Ausschneiden, UV-beständiger Drucklack, Format DIN A5, Ringbindung, Alter: 5–18

ISBN 978-3-942976-03-9 | Bestell-Nr. 9448 | 18,80 Euro

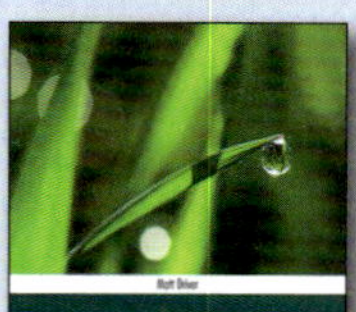

Matt Driver

Positives Coaching

Was Coaches und Berater von der Positiven Psychologie lernen können

Coaching ist ein positives Vorhaben, das von den Ressourcen der Menschen und von ihrem Glauben an sich selbst ausgeht. Forschungen aus dem Bereich der Positiven Psychologie untermauern dies und regen zu Verfeinerungen der Praxis an. In diesem praktisch ausgerichteten Buch geht es darum, folgende Aspekte zusammenzubringen: • substantielle psychologische Forschung • die Erfahrung des Autors als Coach • Beispiele von Coachings, die zeigen, was am besten funktioniert • die Bedeutung von Beziehung, Autonomie und Leistung für den Coaching-Prozess. Forschung und Praxis zeigen immer wieder, dass der Blick auf das, was Menschen am besten können, ihre Leistung, ihre Leistungsbereitschaft und ihre Zufriedenheit verbessern helfen. Positive Psychologie hat dies in ihrer Forschung immer wieder aufs Neue bestätigt und zugleich sehr praktische Möglichkeiten aufgezeigt. Positive Psychologie bringt beide Strömungen zusammen: gute akademische Forschung und praktische Anwendungsmöglichkeiten.

„Der Mensch im Annäherungsfokus ist dem Menschen im Vermeidungsfokus einen Schritt voraus; denn er beschäftigt sich nicht mit dem ‚Problem' sondern mit der Lösung. Darauf zielt ‚Positives Coaching'." Dieter Bach, lehrerbibliothek.de

176 S., Format 16x23cm, br

ISBN 978-3-8080-0692-4 | Bestell-Nr. 4354 | 19,95 Euro

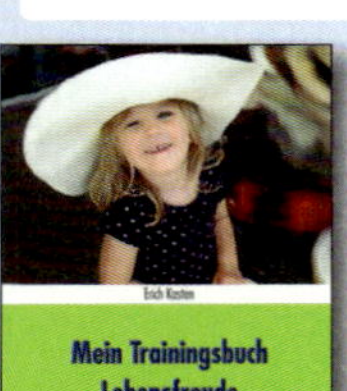

Erich Kasten

Mein Trainingsbuch Lebensfreude

Die Ab-in-den-Müll-Kur für Ihre Depressionen

Der Band gibt zunächst – anhand vieler Beispiele von Menschen, die in eine Sackgasse des Lebens geraten sind – in einem theoretischen Anfangsteil einen Überblick über unterschiedliche Formen von Depressionen und einen Einblick in medizinische, medikamentöse und psychotherapeutische Behandlungsmöglichkeiten. Der eigentliche Schwerpunkt des Buches liegt aber in der Vermittlung von Methoden, wie man aus einer Phase von wirklich miserabler Stimmung wieder herausfindet. Depressionen werden als eine Erkrankung gesehen, der man nicht hilflos ausgeliefert sein muss. Grundlage sind Übungen, um zu lernen aktiver zu werden und mehr Lebensfreude zu genießen. Der Leser begreift, wie er selbst (wieder) zum Boss in seinem eigenen Kopf werden und negative Gedanken und Gefühle „hinausfegen" kann. Es werden Ratschläge gegeben, um dem Gedanken zu begegnen, seinem eigenen Leben ein Ende setzen zu wollen. Es gibt Tipps, um mit Lebensereignissen abzuschließen, die unabänderlich sind.

168 S., Format DIN A5, br, Alter: ab 18

ISBN 978-3-8080-0792-1 | Bestell-Nr. 5231 | 16,95 Euro

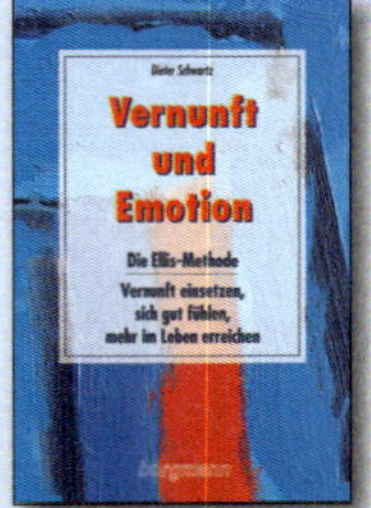

Dieter Schwartz

Vernunft und Emotion

Die Ellis-Methode – Vernunft einsetzen, sich gut fühlen, mehr im Leben erreichen

„Es sind nicht die Dinge allein, die die Menschen beunruhigen, sondern die Sicht, die sie von den Dingen haben." Epiktet

Verständlich und klar zeigt das Buch den Zusammenhang von Denken, Fühlen und Handeln. Der Leser wird angeleitet, sein Denken mit Hilfe der Vernunft zu überprüfen und eine neue hilfreiche Lebensphilosophie zu entwickeln. Diese ermöglicht es, in so unterschiedlichen Lebensbereichen wie Partnerschaft, Liebe, Sexualität und Beruf mehr persönliche Zufriedenheit zu erlangen. Auf der Grundlage Rational-Emotiver & Kognitiver Verhaltenstherapie zeigt Dieter Schwartz wie • hinderliche, negative Gefühle, beispielsweise Angstzustände, Ärger, Schuldgefühle, depressive Stimmungen u.a., in gesunde zielförderliche Gefühle umgewandelt werden können • ungesunder Stress und dysfunktionales Verhalten zu überwinden ist • man eine Lebensphilosophie im Dienste seelischer Gesundheit entwickeln und so vorbeugend mit den Widrigkeiten und möglichen Schicksalsschlägen des Lebens umgehen kann.

8. Auflage, 200 S., Format DIN A5, br

ISBN 978-3-86145-344-4 | Bestell-Nr. 8395 | 15,30 Euro

631/9-23

vml verlag modernes lernen

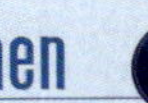

Schleefstraße 14, D-44287 Dortmund
Telefon 02 31 12 80 08, Fax 02 31 12 56 40
E-Mail: info@verlag-modernes-lernen.de
Leseproben und Bestellen im Internet: www.verlag-modernes-lernen.de

Lösungen erfinden ...

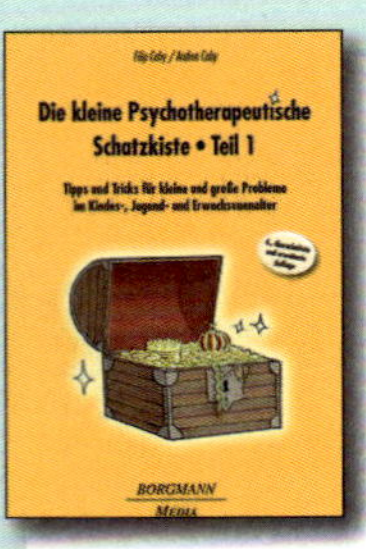

Filip Caby / Andrea Caby

Die kleine Psychotherapeutische Schatzkiste • Teil 1

Tipps und Tricks für kleine und große Probleme vom Kindes-, Jugend und Erwachsenenalter

„Das handliche Buch ist hervorragend geeignet, immer wieder eine einzelne Intervention herauszugreifen, sich mit ihr zu beschäftigen und zu üben. Dabei erheben die Cabys getreu dem systemisch-lösungsorientierten Ansatz keineswegs den Anspruch, das allein selig machende Rezept erfunden zu haben. Sie sprechen freundliche Einladungen aus, was daraus wird, bleibt jedem selbst überlassen. Wahre Kompetenz lässt sich nicht verbergen.

Deshalb mein Tipp: Greifen Sie zu, lassen Sie die exzellenten Anregungen wirken und probieren Sie aus, was Ihnen schmeckt. Finden Sie ganz im Sinne Milton Ericksons die Lösungen, von denen Sie NOCH nicht wissen, dass Sie sie kennen!" Monika Bohn, Oberursel

„Meines Erachtens darf dieses kompakte Sammelsurium 'spannender und aufregender' Interventionen in keinem Bücherregal eines Praktikers fehlen. Insgesamt kann ich konstatieren, dass das Buch 'up-to-date' ist auf dem systemischen Büchermarkt." Dennis Bohlken, systemagazin.

5. Auflage 2023, 224 S., Format 16x23cm, Ringbindung
ISBN 978-3-942976-18-3 | Bestell-Nr. 9403 | 21,95 Euro

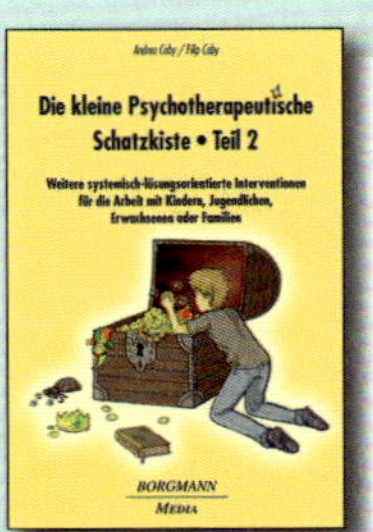

Andrea Caby / Filip Caby

Die kleine Psychotherapeutische Schatzkiste • Teil 2

Weitere systemisch-lösungsorientierte Interventionen für die Arbeit mit Kindern, Jugendlichen, Erwachsenen oder Familien

Das bietet die zweite Schatzkiste: • Neue Interventionen • Neue Indikationen • Erweiterung der Topics aus Band 1 • Noch mehr Beispiele! Die Arbeit mit Kindern, Jugendlichen, Erwachsenen, Familien oder Gruppen fordert den Therapeuten, Psychologen, Arzt, Pädagogen oder Berater immer wieder aufs Neue heraus ... Für jede noch so ungewöhnliche Herausforderung eine Idee zu haben, kreativ und flexibel reagieren zu können und dabei möglichst lösungsorientiert zu sein, ist nicht immer einfach. Aber es kann durchaus leichter werden, wenn erprobte Interventionen, besondere Fragen oder „verstörende" Kommentare griffbereit sind. Dies ist auch das Anliegen der Autoren in diesem zweiten Band – einer Übersicht über weitere originelle Ideen und Handlungsmöglichkeiten im beratenden oder therapeutischen Alltag. Mit etwas Phantasie, wohl platzierten Worten, einer Portion Humor, gewohnten Dingen oder unerwarteten Aktionen kann ein Gespräch plötzlich eine andere Wendung bekommen, eine Perspektive entstehen oder der Klient bzw. Patient erneut zum Nachdenken angeregt werden.

3., durchges. Auflage, 256 S., farbige Abb., 16x23cm, Ringbindung | **ISBN 978-3-942976-23-7 | Bestell-Nr. 9423 | 21,95 Euro**

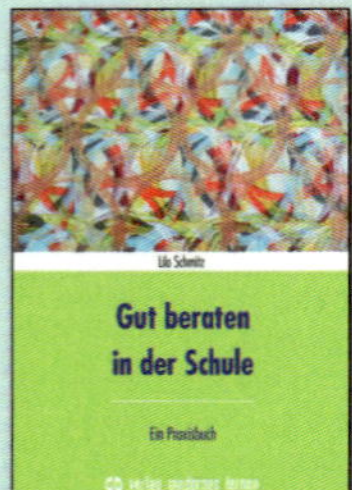

Lilo Schmitz

Gut beraten in der Schule

Ein Praxisbuch

Respektvolle, klare, sparsame und humorvolle Bausteine, die das tägliche Beratungsgeschäft einfacher machen.

Beratung gehört zum Kerngeschäft in der Schule. In diesem Praxisbuch finden sich respektvolle, klare, sparsame und humorvolle Bausteine, die das tägliche Beratungsgeschäft einfacher machen. Sie wollen keine Schablonen sein, sondern einen sicheren professionellen Rahmen bilden, in dem sich das individuelle ExpertInnen-Wissen und die persönliche Sensibilität der Beratenden entfalten können.

Hier finden Sie Bausteine und Anregungen für

- Beratende Gespräche mit SchülerInnen
- Beratende Gespräche mit Eltern
- Beratende Gespräche mit KollegInnen
- Moderation von kollegialer Beratung

Die Anregungen dieses Buches wollen in den Alltag übersetzt werden. Sie sind so angeordnet, dass einzelne Ideen und Bausteine gleich am nächsten Schultag erprobt und eingesetzt werden können und sich Beratung damit schrittweise verändert und leichter wird.

InteressentInnen: LehrerInnen, Schulleitungen, SchulsozialarbeiterInnen

176 S., Format 16x23cm, Klappenbroschur
ISBN 978-3-8080-0880-5 | Bestell-Nr. 4369 | 19,95 Euro

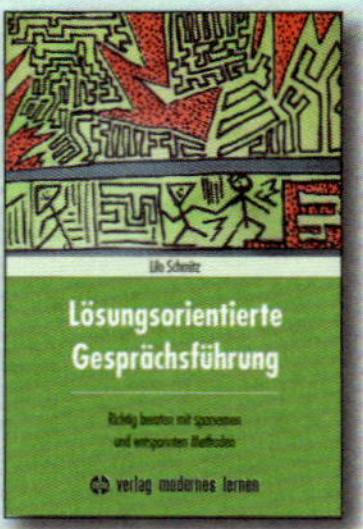

Lilo Schmitz

Lösungsorientierte Gesprächsführung

Richtig beraten mit sparsamen und entspannten Methoden

„Alles wird, trotz knackiger Kürze plausibel und anregend eingeleitet und lädt ein – entsprechend dem Wunsch der Autorin – zur Weiterentwicklung eigener Übungen in eigenen Kontexten. Besonders gut gefällt mir ihre ‚Übung in achtsamer Gelassenheit – Klagende klagen lassen' (S. 110). Hierin, wie auch in dem gesamten kleinen Buch zeigt sich eine Haltung ernsthafter Leichtigkeit mit dem Ziel, Selbstwirksamkeits-Überzeugung, Mut und Energie der KlientInnen zu fördern, ohne Mangel und Not schön zu reden." Elizabeth Kandziora, panama

„Das Buch ähnelt einem Danaergeschenk. Vergleichbar mit dem trojanischen Pferd entwickelt es während und nach der Lektüre eine Eigendynamik. Es verstört gewohnte und bewährte Beratungsstrategien. Es fordert zu einer Auseinandersetzung, zu Neuem, zu Wachstum und Weiterentwicklung heraus. Es bereichert die Welt methodischen, beratenden und therapeutischen Handelns – ein Arbeitsbuch und Handwerksinstrument, das man nicht mehr missen möchte." Jürgen Raab, socialnet.de

3., verbesserte und erweiterte Auflage, 192 S., Format DIN A5, br
ISBN 978-3-8080-0769-3 | Bestell-Nr. 8411 | 18,80 Euro

619/9_23

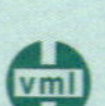 verlag modernes lernen 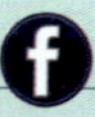 

Schleefstraße 14, D-44287 Dortmund
Telefon 02 31 12 80 08, Fax 02 31 12 56 40
E-Mail: info@verlag-modernes-lernen.de
Leseproben und Bestellen im Internet: www.verlag-modernes-lernen.de